実際に経験した見逃し例を呈示し、小児救急のリスクマネジメントを解説します。

[付表1] 小児救急医療の基本16か条

1条 診療姿勢は常に謙虚で，ベストコンディションであれ

2条 ヒトはミスをするもの，常にその自覚と予防対策を

3条 思い込みは臨床医の最大の敵，常にこれで良いかの自問を忘れるな

4条 安易な決断を行うな！決断の前にはていねいな基本診察と問題点の解決が必須

5条 診療の終了間際が危険時間帯，特にていねいな診療と接遇が必要となる

6条 医療者は常に中立であり，保護者の言葉に扇動されてはならない

7条 保護者の訴えは身体所見以上に重要であり，決して無視せず，真摯に聴くべし

8条 診断への自信のなさや二次病院への遠慮から転送を躊躇することは家族には通用しない

9条	検査への過信は裏を返せば，診療熱意の低下である
10条	診療意欲の低下が問題点の先送りや判断の遅れを起こし，子どもたちに苦痛を与える
11条	医学的判断のすべてが，あらゆる保護者に通用するものではない．社会的要素も忘れるな
12条	診断・治療方針に迷ったら自己処理せず，必ずセカンドオピニオンを求める
13条	前医の診断はあくまでも参考意見であり，自分自身で診断を常に組み立てるべき
14条	すべての薬剤にアレルギーは存在することを忘れるな
15条	電話指導・相談は診療することが前提で初めて成り立つものである
16条	「診てあげる」診療意識から「診させてもらう」診療意識への変革を

CBR

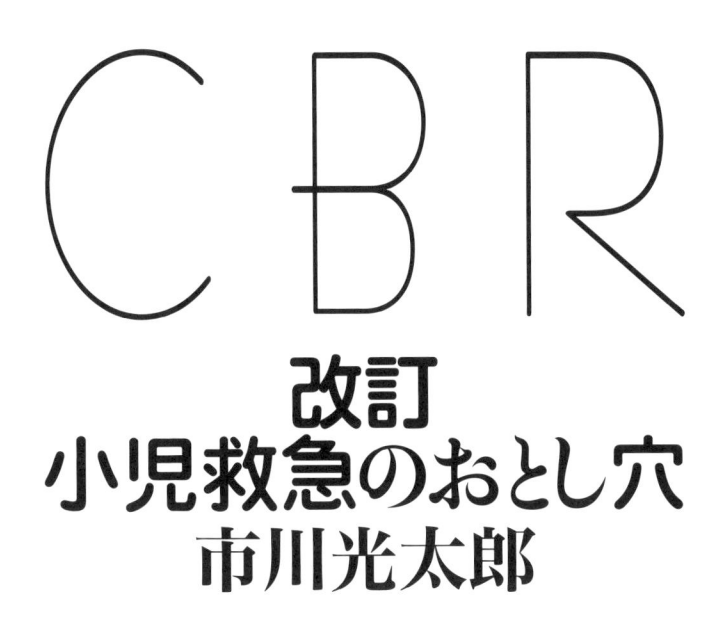

改訂
小児救急のおとし穴
市川光太郎

RESIDENT SKILLUP

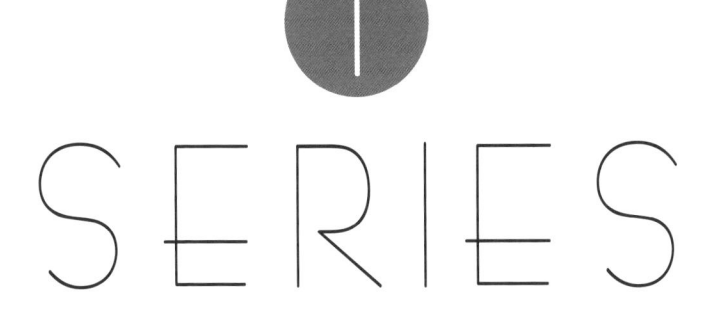

1

SERIES

序　文

　小児救急医療を取り巻く環境は，この5～6年で随分と様変わりした．小児救急医療に興味を示す若い医師，看護師が増えていることは，日本小児救急医学会の会員数の増加を見ても明白である．また，OECD加盟国の中でもわが国は1～4歳の死亡率が高く，死亡率の低率の順では21番目と下位に位置している．さらに先進14ヵ国の中でもアメリカに次いで第2位と死亡率が高いことが周知され，重篤小児の救急医療体制の拡充が叫ばれている．小児医療専門施設における小児集中治療室（PICU）の拡充，救命救急センターにおける重篤小児の超急性期医療による病態の安定化を図り，小児医療専門施設のPICUへの搬送体制の拡充などが求められている．このような中で成人救急医療においても積極的に小児救急医療に参画するER体制，あるいはER型の救命救急センターの増加が起こっている現状である．すなわち，小児科専門医のみではなく，多くの救急医療に関わる医師，看護師が小児救急医療提供を行う時代へと変化している．

　このように小児救急医療提供体制の背景が様変わりすることは喜ばしいことであり，多くの救急医療提供者が小児救急医療に興味ややりがいを感じて，その医療提供の質を高めてもらいたいと願う．専門医志向のきわめて強いわが国の国民性を考慮すれば，国民のコンセンサスを得るためにはその質の向上は不可欠である．

　しかし，小児救急医療に慣れてくると（慣れれば慣れるほど），その圧倒的な軽症の多さに，つい慢心が生じ，軽症の中に紛れ込んでいる危急疾患に対して無防備な診療を行いかねない危険がある．このことは小児科専門医であろうがなかろうが，経験が短かろうが，長かろうが陥る落とし穴である．その意識を常に持って診療を行うことが，最も重要なこととなるが，わかっていてもつい，そのピットフォールを回避できないことが少なくない．このためにはわれわれ医療提供者が常に謙虚な姿勢で患児・家族と向き合うことが最も重要である．少なくとも白衣を着る限りはこの気持ちを持ち続けておかねばならないと，いつも自戒している．このような気持ちを持ち続ける意味も込めて，2004年に本書を刊

行した．ピットフォールを回避するためには，心構えも重要であるが，より正確な診療スキルを身に付けることも不可欠である．そのような中で，Canadian Pediatric Triage and Acuity Scale：C-PTAS が普及してきた．この診療スキルの修得と実践は緊急度優先のツールであるとともに，医療者間，あるいは医療者と患児・家族間の共通言語となり，実践することは小児救急医療の提供においてはきわめて有用であり，ピットフォール回避の重要なツールと考えられる．そこで，CBR の三輪　敏氏の力強いお勧めとご支援もいただき，本書にもそのエッセンスを入れるとともに，6 年ぶりに改訂を行った．是非とも小児救急現場で，日常診療を想い出しながら，本書を紐解いていただき，小児救急医療がわが国の子どもたちと家族に与えるプラスの影響の一因になることを願っています．

平成 22 年 12 月吉日

　　　　　　　　　　　　　　　　　　北九州市立八幡病院小児救急センター
　　　　　　　　　　　　　　　　　　　　　　　　　　　市川光太郎

初版の推薦のことば

　小児救急医療現場の特徴として，成人救急医療以上に多くの軽症症例への対応が要求され，軽症症例を重症化させないこと，軽症症例に紛れた重症症例を見逃さずに迅速適切な診断・治療を行うことの重要性があります．さらに患児のみならず保護者の心情や家庭環境をも考慮した全人的，総合的な対応が必要です．

　著者である市川光太郎先生は，第一線の総合病院でいわゆる軽症から高度な集中治療が必要な最重症症例までをすべて引き受けるモデル的な小児救急医療システムを立ち上げられ，実践されてこられた小児救急医療の第一人者です．

　本書は，見逃し症例からのピットフォールの解説というかたちで小児救急医療の実践のために必要最小限かつ重要な事項をあますところなく盛り込んでおり，プライマリ・ケア重視をうたう新卒後臨床研修の現場に即活用できる実践的ケーススタディ形式としては日本で最初の教科書です．冒頭の「小児救急医療の基本 16 か条」や本文 92 ページに示された「リスク症例とそのマネジメント」を頭におきながら，各症例を読み進み，要所に盛り込まれた「教訓」，「スキルアップ」および研修医やプライマリ・ケア医からの質問に対する「Q＆A」により頭を整理することで，全人的対応までも踏まえた小児救急医療実践の手引きとなるものと思います．

　小児救急医療を学ぼうとするすべての若い医師のみならず小児救急医療を支え研修指導の立場にあるベテラン医師にも本書を推薦いたします．

2004 年 3 月　　　　　　　　　　　　　　　　　　　　矢作　直樹
　　　　　　　　　　　　　　東京大学大学院医学系研究科救急医学講座教授

初版の序文

　小児救急医療に限らず，医療自体が大きく変遷している時代と考えられる．その流れには医学の進歩により，色々な疾患の発症病態から重症化病態まで解明されてきたことが大きな意味を占めていると思われる．すなわち，患者サイドからみると「治してもらう医療」から，「共に治す医療」へ，さらには「予防する医療」へと変わってきたことである．実際にオーダーメード医療へ激しく変わりつつあり，そこに「開かれた医療」という言葉が先行するようになった．「開かれた医療」はまさに今までの医療を引きずっての言葉であり，わが国の医療がいかに医療側単独で行っていた行為であるかを物語っていると思われる．
　このような観点から考えると，医療者にもその時々の病態がつかめない，わからないことが多く実在するものであるが，その点をないがしろにして，経験的な臨床能力で患者の心情を無視して片付けてきた経緯があると思われる．これからの医療は専門医であろうと救急医であろうとその時点での疑問点を率直に問い直し，問題化し，セカンドオピニオンを含めてさらにより良い医療（患者の不安・心配に真に配慮する医療）への模索をすることが求められていると言えよう．
　すべての職種において，その道を極めることはごく一部であり，多くはその一般的な専門家としての道を歩むが，なまじ専門家ほど陥りやすいおとし穴があることも事実である．そこには幾度となく自己過信に端を喫したおとし穴が待ち受けている．研修医としてのスタートした直後の謙虚さから自信に満ち溢れ医療に邁進すべきであるが，決して謙虚さを失ってはならない．自信が過信に変わり，謙虚さが失われた時にこそ，大きな壁やおとし穴に当たると考えるべきであり，これはすなわち，患者・患児に想像だにつかない苦痛を与えてしまうことを決して忘れてはならない．小児救急医療は確かに軽症が多い．しかし，軽症で済ませてあげることこそ小児救急医療の重要な一面である．「診てあげる」という意識から「診させてもらう」という意識変革をわれわれ小児科医が，あるいは医療者が行う必要がある．
　そこで，「CBR レジデント・スキルアップシリーズ」という特徴を有

する本書は，陥りやすいおとし穴症例を通して単に診療上の注意を喚起するのみではなく，われわれ医療者のモラルを自分自身が再学習する目的で書いたつもりである．多くの若い研修医を始め，救急医療現場でその役割を担って最も奮闘している心ある同僚諸氏に，「開かれた医療」ではなく，「すべてが見える医療」をわれわれ医療者自身が作っていくための一助になればと心より願っている．

　最後に，本書作成のために色々と御尽力・御助力してくださいました，㈱シービーアールの社長　三輪　敏氏に深謝いたします．

2004 年 3 月

市川光太郎

目 次

Introduction
小児救急現場では C-PTAS を用いてトリアージスキルを身に付けよう！　1
C-PTAS の基本は PAT である　2
PAT に異常を認めたら，直ちにバイタルサインのチェックに進むこと！　2
状態が安定したら，secondary assessment へ　6
C-PTAS とは　8

1章　小児救急の基本技能：Teaching Point　9
肘内障　10
そけいヘルニア嵌頓　12
腸重積　14
3 ヵ月未満児の発熱　18
泣き続ける乳幼児の診療　20
呼吸困難時の対応　22
咳込み　24
無呼吸　27
咽頭炎・上気道炎・扁桃炎の鑑別　29
喘息・喘息性気管支炎　31
クループ症状の鑑別　33
尿路感染症　36
川崎病を見逃さない　38
頭部打撲　40
頭痛発作　44
腹痛の対応　47
下痢の対応　49
嘔吐の鑑別　51
血便　54
髄膜炎の診断　57
歩行困難・跛行　59
頻尿　62
けいれんの対応　64
じんま疹・発疹　67

● 読者の皆様へ

小児救急のリスクマネージメントに関する質問をお寄せください．本書の増し刷りまたは改訂版で著者の回答を掲載します．質問はメールまたは FAX でお寄せください．
（株）シービーアール
cbr@cbr-pub.com
FAX：03-3816-5630

急性虫垂炎　69
　　　溶連菌感染症　72

2章　小児救急スキルアップ　77

3章　小児救急のリスク症例に学ぶ　91
　Ⅰ　診療の基本の不徹底によるリスク症例
　　1　初歩的なミス　97
　　2　思い込み・受け売り　105
　　3　診察の基本の不徹底　117
　Ⅱ　日常診療で陥りやすいリスク症例
　　4　前駆症状の見落とし　129
　　5　検査への過信　137
　　6　問題点の先送り・判断の遅れ　147
　　7　インフォームド・コンセントの不備　154
　　8　前医診断への偏重　162
　　9　非典型例の見落とし　173
　Ⅲ　複合要因によるリスク症例
　　10　複合要因　179
　　11　アレルギー・薬物による危急症　185
　　12　電話相談・電話指導　189
　　13　その他　194

4章　リスク分析からの教訓　205

終章　小児救急医療ガイドラインの陥りやすい
　　　おとし穴とその回避法　223
　1　内因性危急疾患　224
　2　外因性危急疾患　232

文献　236／索引　240
付表1　小児救急の基本16か条　表紙見返し
付表2　リスク症例とそのマネジメント　92
付表3　小児救急における注意点　裏表紙見返し

著者略歴

名　　前	市川光太郎（いちかわこうたろう）
生年月日	1950 年 9 月 21 日，熊本県水俣市生まれ
勤 務 先	北九州市立八幡病院・小児救急センター
現　　職	北九州市立八幡病院院長
略　　歴	1977 年，久留米大学医学部卒業
	1981 年，久留米大学大学院医学研究科卒業
	1981 年 10 月　北九州市立八幡病院救命救急センター小児科勤務
	1985 年 4 月　同上　小児科部長
	1988 年 4 月　産業医科大学小児科学教室非常勤講師
	1989 年 4 月　久留米大学医学部小児科学教室講師
	1995 年 7 月　北九州市立第二夜間休日急患センター部長兼任
	2003 年 4 月　北九州市立八幡病院副院長
	2003 年 10 月　北九州市立八幡病院小児救急センター長
	2009 年 4 月　北九州市立八幡病院院長
専　　門	小児救急医学・小児感染症
役　　職	日本小児救急医学会理事（2000 年～2009 年：理事長）
	日本乳幼児突然死症候群（SIDS）理事
	日本臨床救急医学会評議員
	日本子どもの虐待防止研究会（JaSPCAN）運営委員
	日本小児科学会理事会「小児救急プロジェクト委員」
	福岡救急医学会幹事

Introduction

正確かつ迅速な病態判断のために，小児救急現場では

C-PTASを用いてトリアージスキルを身に付けよう！

　救急現場で必要とされるのは，受診患児の疾患の重症度の判断ではなく，受診患児の病態の緊急度の評価判断である．すなわち，すぐに診療対応が必要かどうかの評価を行うことが，傷病の看過や診療ミスをなくすことに直結している．このことを忘れずに，謙虚に患児の状態把握～バイタルサイン評価を行うことが重要である．

Introduction

Canadian Pediatric Triage and Acuity Scale：C-PTAS の基本は，Pediatric Assessment Triangle：PAT である

　PAT（図1）は小児救急医療場面でのトリアージの基本としてきわめて有用である．常に PAT を子どもの救急診療における全身評価の基本とすることが求められ，これを実践することによって適切な救急外来トリアージが可能となる．軽症での受診が圧倒的に多い小児救急外来では，子どもたちの傷病の程度把握において，医療側は慢心しやすい状況におかれている．この慢心が診療にピットフォールを作り出すが，トリアージはこれを阻止するという大きなメリットがある．しかし，子どもたちの病勢の進行は早い，重症化の予知が難しいという小児救急医療の特徴より，一度の PAT 評価ではなく，時間軸で PAT 評価を反復することがトリアージの基本となるし，これを厳守すべきである．

(1) 救急診療の全身評価においては，傷病の診断名や重症度の判断より，その時点での緊急度の評価・判断が最優先されるべきである．
(2) その評価・判断には活気・意識レベル（外観）と呼吸状態と循環状態との3項目に対する，道具なしによる見て聴いて触っての即座（30秒間）のチェックが不可欠である．
(3) すなわち，活気・意識レベルの概略として外観（appearance）の TICLS（図1）と，呼吸状態として呼吸の強弱など，循環状態として皮膚色（まだら，蒼白，チアノーゼなど）をチェックする．
(4) この A（appearance），B（breathing），C（circulation）を即座に評価して，原因傷病の緊急度と病態の推測をするように努める必要がある（図1の下段）．

PAT に異常を認めたら，直ちにバイタルサインのチェック（initial assessment）に進むこと！

　PAT の評価で，外観の5項目や呼吸，循環のどれかに1つでも異常が認められたら，ただちにバイタルサイン（vital sign）を中心とした initial assessment を行う必要がある．それには，その年齢，発育度，体格などを考慮しての対応が不可欠であり，バイタルサインも年齢によって正常値が異なることを知って対応する必要がある．すなわち，バイタルサイ

筋緊張
Tone

動いているか
診察に抵抗するか
四肢や頸部を支えているか
坐位がとれるか

周囲への反応
Interactiveness

周囲に気をくばるか
物事に注意をはらうか
診察器具に手をのばすか
保護者からの干渉に無関心か

精神的安定
Consolability

保護者があやして落ち着くか
優しくして啼泣や興奮が落ち着くか

喘鳴
努力性呼吸
陥没呼吸
呻吟
鼻翼呼吸

視線／注視
Look/Gaze

視線があるか
ぼんやりしてないか

Appearance
外観

Work of Breathing
呼吸状態

会話／啼泣
Speech/Cry

自発的会話が可能か
弱々しい泣き方か
かすれた声でないか

Circulation to Skin
皮膚への循環

末梢冷感
蒼白
まだら皮膚

Pediatric Assessment Triangle による病態生理（○：異常なし，×：異常あり）			
	A；外観	B；呼吸状態	C；皮膚への循環
全身性疾患・脳障害	×	○	○
呼吸障害	○	×	○
呼吸不全	×	×	○
代償性ショック	○	○	×
非代償性ショック	×	○	×
心肺停止	×	×	×

図1　PAT（Pediatric Assessment Triangle）

Introduction

ンの主項目である心拍数の年齢別正常値とSD値，および呼吸数の年齢別正常値とSD値（図2-1,2）は常に手元において対比させてチェックする必要がある．このようなバイタルサインのチェックはinitial assessment（初期評価）の一環として行う．また，初期評価はairway（気道確保されているか），breathing（有効な換気が行えているか）⇒経皮酸素濃度モニタリング（SpO_2の測定），circulation（脈は触れるか，末梢循環状態はどうか）⇒ capillary refilling timeの測定，disability（意識障害はあるか），exposure（皮疹や外傷痕はないか，低体温はないか）の5項目を，ABCDE評価として10分間ほどで行うことが求められている．

(1) 体温，心拍数，呼吸数，血圧をバイタルサインの4項目として，正確に評価する．

(2) Airwayでは，気道の評価と管理を行うが，気道開通がない場合には頭部後屈あご先挙上や下顎突き出しなど用手的気道確保を行い，気道開通がある場合には胸郭の動きを観察する．喉頭異物を疑う（発語不能・窒息のサイン）場合にはただちに背部叩打法，ハイムリッヒ法で喀出を行う．

(3) Breathingでは呼吸数の評価，呼吸障害の評価（吸気性か呼気性か），呼吸音の評価を行う．すなわち，喘鳴（吸気性か呼気性），呻吟，肺雑音を評価するが，呼吸音を伴わない努力呼吸では気道の完全閉塞を強く疑わねばならない．

(4) Circulationでは心拍数の評価と心音の強弱，不整脈の有無，さらには血圧測定〔乳児は60 mmHg以上，幼児は（70＋年齢×2）mmHg以上〕，そして，capillary refilling time（正常は2秒以下）の測定が求められる．

(5) DisabilityではJCSやGCS（表1）を用いて意識障害の有無を評価するが，意識障害をきたす疾患の鑑別を念頭に行う必要がある．

(6) Exposureでは，外傷痕や皮疹の有無，低体温などの評価のために全身裸にして診察することを求めている．

以上のように，PAT〜initial assessmentは，face to toe approachを実践することであり，重症度の把握ではなく，緊急度の把握に不可欠であり，小児救急におけるフィジィカルアセスメントは緊急度の評価にほかならない．すなわち，PAT〜initial assessmentの正確な評価により，その異

C-PTAS によるトリアージ

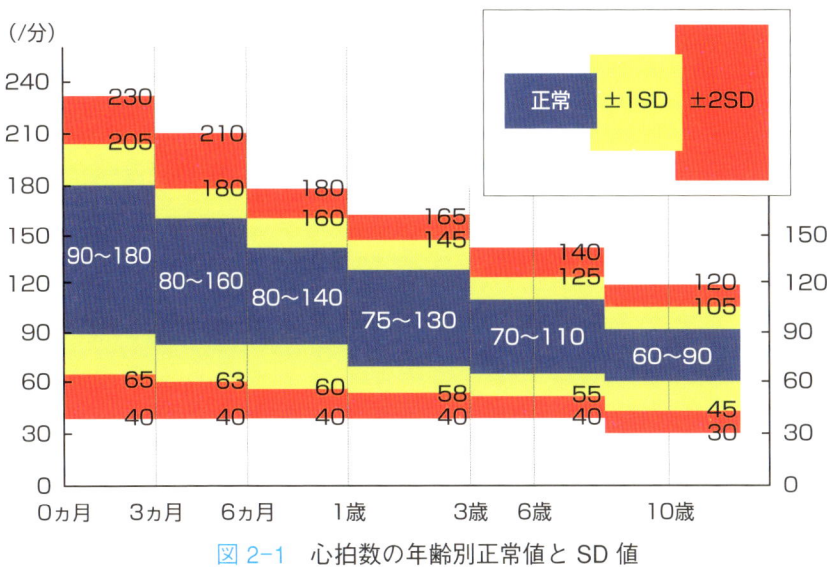

図 2-1 心拍数の年齢別正常値と SD 値

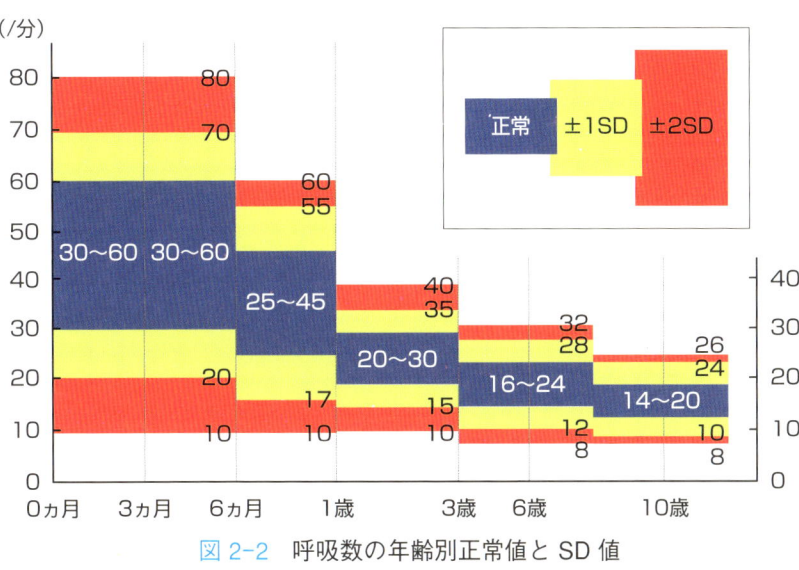

図 2-2 呼吸数の年齢別正常値と SD 値

Introduction

表1 3-3-9度方式（JCS）とGlasgow coma scale（GCS）

3-3-9度方式（JCS）		Glasgow coma scale（GCS）			
		Eye（開眼）	Voice（発語）	Movement（運動能）	計
Ⅰ	0	自発的に(4)	見当識あり(5)	命令に従う(6)	15
	1	↓	↓	↓	
	2		会話混乱(4)		14
	3				
Ⅱ	10	声掛けにより(3)			13
	20	↓	不適正言語(3)		12
	30	疼痛により(2)	理解不明の語(2)	疼痛部認識(5)	9
Ⅲ	100	反応なし(1)	反応なし(1)		7
	200			逃避屈曲反応(4)	6
				異常屈曲反応*(3)	5
				四肢伸展反応**(2)	4
	300	↓	↓	反応なし(1)	3

*除皮質硬直肢位，**除脳硬直肢位

常の出現は重篤な疾患の看過防止につながり，診療に余裕が生じる．実際に当センターでは，緊急度レベルを5段階に分けている（図3）が，この0分（蘇生）から15分（緊急），30分（準緊急），60分（低緊急もしくは準々緊急），120分（非緊急）という時間は，その時間内に診療するという意味と，その時間内に再度PATの評価とinitial assessmentを行うという意味が含まれている．この反復評価がトリアージの基本であり，病勢の進行が早く，重症化の予知が困難である子どもたちの病態変化（推移）の把握と，より正確な対応が可能となる．

状態が安定したら，secondary assessmentへ

初期評価を完了し，迅速に生理学的，あるいは解剖学的異常に対応した後，状態の安定した患児に対しては，secondary assessmentとして，

C-PTAS によるトリアージ

	Level I	Level II	Level III	Level IV	Level V
再評価時間&対応	0 min 蘇生	15 min 緊急	30 min 準緊急	60 min 準々緊急	120 min 非緊急
中枢神経	GCS=3-9	GCS=10-13	GCS=14-15	GCS=14-15	GCS=14-15
呼吸機能	RR>+/−2SD SpO₂<90%	RR>+/−1SD SpO₂<92%	RR>NR SpO₂=92〜94%	RR=NR SpO₂>94%	RR=NR SpO₂>94%
循環・血管機能	HR>+/−2SD	HR>+/−1SD Capi.ref.>4s	HR>NR Capi.ref.>2s	HR=NR Capi.ref.<2s	HR=NR Capi.ref.<2s

	Resp.rate(RR)/min			Heart.rate(HR)/min		
	+/−2SD	+/−1SD	NormalR.	+/−2SD	+/−1SD	NormalR.
Birth〜3m	10〜80	20〜70	30〜60	40〜230	65〜205	90〜180
3m〜6m	10〜80	20〜70	30〜60	40〜210	63〜180	80〜160
6m〜1y	10〜60	17〜55	25〜45	40〜180	60〜160	80〜140
1y〜3y	10〜40	15〜35	20〜30	40〜165	58〜145	75〜130
6y	8〜32	12〜28	16〜24	40〜140	55〜125	70〜110
10y	8〜26	10〜24	14〜20	40〜120	45〜105	60〜90

対応先	救命救急部門	一般外来・初期救急部門

*RR：呼吸数，HR：心拍数，Capi. Ref.：Capillary refill time（単位：秒）

図3 バイタルサインと緊急度トリアージ

吉田一郎監訳：小児救急学習用テキスト，pp18-48，診断と治療社，2006 より一部改変

焦点を絞った病歴聴取と診察を行い，追加の評価を行うことが求められる．PAT〜initial assessment で緊急度評価を行い，患児の安定を確認しながら治療開始とともに，対応していくのが secondary assessment である．病歴聴取のポイントとして，Signs/Symptom（徴候/症状），Allergy（アレルギー），Medications（薬物療法歴），Past medical problems（既往歴），Last food or liquid（最後の飲食時間），Events leading to the injury or illness（傷病の原因）の 6 項目を SAMPLE として，聴取把握する（表2）．病歴聴取と並行して，さらに細かな身体所見の評価をしていく．つまり，大泉門の膨隆・陥没やリンパ節腫大，皮疹/粘膜疹，流涎の有無，吐物/便の性状，呼気臭，可能なら眼底/鼓膜所見などを評価することとなる．ここで，医療者として忘れてならないのは初期対応による患

Introduction

表 2　小児 SAMPLE の構成要素

構成要素	説　明
Signs/Symptoms （徴候/症状）	症状，疼痛，発熱の起こり方と性質 年齢にふさわしい苦痛の徴候
Allergy（アレルギー）	既知の薬物への反応，その他のアレルギー歴
Medications（薬物療法）	使用中の薬剤の正確な薬品名と用量 最後に使用した時間と用量 鎮痛薬/解熱薬を使用した時間と用量
Past medical problems （既往歴）	妊娠歴，労働歴，出産歴 病歴，外傷歴，予防接種歴
Last food or liquid （最後の飲食）	最後に飲食や授乳をした時間
Events leading to the injury or illness （外傷や疾病の原因）	現在の事象を引き起こす鍵となった出来事 発熱の既往

児の変化を確認すること，そして保護者が何をもっとも心配し，不安に思っているかを聞き出すことである．さらにそれらが，家庭〜受診〜初期対応，そして現在まで変化していないか，あるいは増大していないか，安心感が出てきているか，新たな問題点が発生していないかを確認することである．

C-PTAS とは

　救急医療における外来トリアージは子ども達の全身評価の基本的ツールとして重要であり，そのポイントは緊急度の評価である．C-PTAS の実践により，患児・保護者の表面的言動に惑わされず，正確なトリアージに基づいたフィジカルアセスメントを行い，より的確で余裕ある診療の実践と保護者への傾聴・同調を行うことが重要で，その上で総合的かつ長期的視点に立った子どもたちの健全育成への支援（子どもたちと家族への）につなげることである．

1章 小児救急の基本技能：Teaching Point

　小児救急に必要な基本技能のポイントまとめた．
　診療の基本は，物言わぬ子どもから疾病を見抜く喜びを感じるとともに知識や経験を得ることに貪欲であることが必須条件であり，発育発達を念頭に，常に謙虚になぜ？　という心で子どもたちの心身をトータルに診ることにほかならない．

　肘内障/そけいヘルニア嵌頓/腸重積/3ヵ月未満児の発熱/
　泣き続ける乳幼児の診療/呼吸困難時の対応/
　咳込み/無呼吸/咽頭炎・上気道炎・扁桃炎の鑑別/
　喘息・喘息性気管支炎/クループ症状の鑑別/
　尿路感染症/川崎病を見逃さない/頭部打撲/
　頭痛発作/腹痛の対応/下痢の対応/嘔吐の鑑別/
　血便/髄膜炎の診断/歩行困難・跛行/頻尿/
　けいれんの対応/じんま疹・発疹/急性虫垂炎/
　溶連菌感染症

肘内障

- 前腕の牽引という受傷機転を必ず確認する．
- 牽引という受傷機転がない，もしくは明確でない場合，顆上骨折や外顆骨折，鎖骨骨折を常に考慮すること．
- 腫れを認めたら肘内障ではなく，骨折を考慮すること．
- 前腕を回外して屈曲すると容易に整復されるが，整復の確認は肘が肩の高さまで自主的に上がるかどうかをみること（抱っこをせがんで両手をあげるかを診ればよい）．

スキルアップ

好発年齢について教えてください．

　好発年齢は2歳前後であり，4～5歳頃まで見られますが，一度起こした子どもに再発が多いことも本症の特徴です．

1章 小児救急の Teaching Point

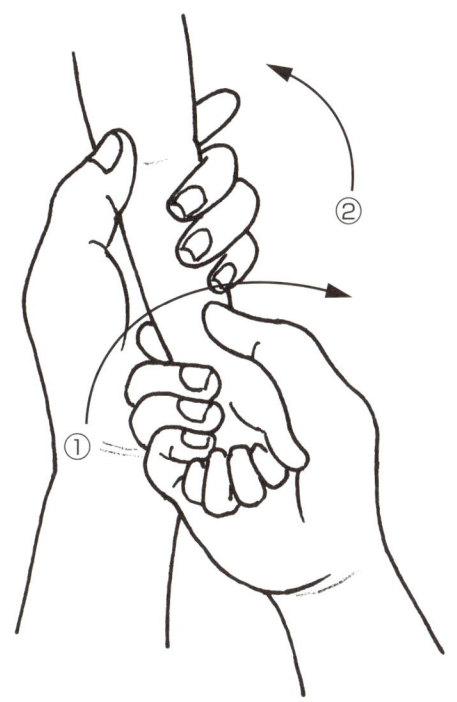

Teaching Point

回外位にして屈曲する（①→②）．患児は痛がるが一連の動作が終了して肘を挙げるまで待つのが重要！

そけいヘルニア嵌頓

・男児は患側の陰嚢内に精巣があることを必ず先に確認する．
・陰嚢内に精巣がない場合には停留精巣の捻転も考慮する．
・整復時は左手で必ずヘルニア門上の皮膚を押さえておく．
・整復不可能な場合には無理をせず，上級医に連絡することだが，触診にてグチュグチュ感があれば必ず整復可能である．

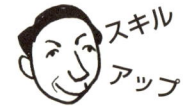
スキルアップ

嵌頓の処置と症状について両親へどんな点に焦点をしぼって話したらよいですか？　また嵌頓ヘルニアと陰嚢水腫の鑑別は（手術の時期なども）？

　嵌頓時はかなりの疼痛を伴い，突然の不機嫌，腹痛などを訴える時には本症の発症を疑う必要があります．単なるヘルニア脱出と異なり，そけい部腫瘤は大きく固いのが特徴です．まず，家族自身での整復は困難であり，嵌頓しているようなら，時間をおかず，医療機関の受診を指導すべきです．
　そけいヘルニアは1歳を過ぎたら，手術をすべきであり，特に女児の場合卵巣の脱出捻転のリスクを考えて，早めの手術が望まれます．陰嚢水腫との鑑別は容易であり，透光試験で鑑別されますが，陰嚢水腫の手術は3～5歳までに行えばよく，交通性陰嚢水腫か否かを泌尿器科で見極めて手術の必要性を検討するのが通常です．

1 章 小児救急の Teaching Point

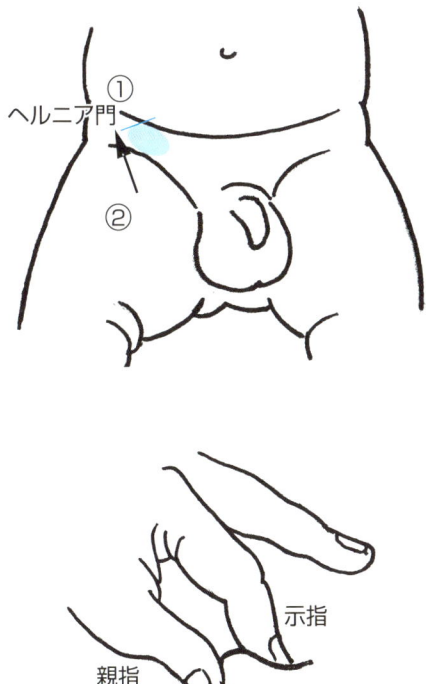

ヘルニア門の直上をつまんで押しつける

Teaching Point

①の部位をしっかり押さえつけ，②の方向へ押し戻す．共に親指と人差し指で行う．

腸重積

- 典型例が少ないため，血便がなくても不機嫌児はまず本症を疑う．
- 腹部腫瘤は触ろうとせず，痛がる部位がないかを念頭に，ていねいに腹部触診する．
- 圧痛点は左側腹部など思わぬ所まで先進部が進んでいることがあるため，腹部全体を触診する．
- 反復症例は症状が軽く非典型例が多いため，母親の言い分には十分耳を傾け，前回発症時と痛がり方が似ていないかを確認する．
- 空気整復時は二連球がパンパン張ったら，空気の注入は止めてゴム球を押して圧のかかり過ぎに注意する．
- 水銀計で圧が計れない場合には結腸のハウストラが残っている程度まで圧をかけて良いが，それ以上（ハウストラの消失）は圧をかけない．
- 必ず空腸までエアーが到達することを確認して整復を終了する．
- 整復困難例には，いったん中止して，生理食塩水のボーラス投与（10 mL/kg）を行い，さらに水溶性プレドニン（10 mg/kg）を静注して，30〜60分間後に再整復を試みると，うまくいくことが多い．
- 整復後，血便が数回出ることを家族には必ず説明しておく．

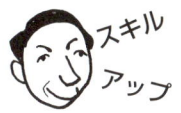
スキルアップ

①血便の特徴は（粘血便）？ ②好発年齢は？ ③浣腸が重要なのでしょうか．④超音波検査のターゲットサインについて教えてください．

　腸重積の好発年齢は生後1歳前後が教科書的ですが，生後2ヵ月頃から4〜5歳頃まで経験されます．乳児よりも年長児で診断が遅れる傾向があります．

　血便の特徴はイチゴジャム様と形容されます．これに対して，メッケル憩室による血便はブルーベリージャム様と形容されます．生後2〜3ヵ月に見られる母乳性血便では糸くず様であり，サルモネラ菌感染など細菌性腸炎は血を散らしたような血便です．O157の場合には血液そのものの便であることが特徴です．腸重積における血便は必発ではないことが重要であり，浣腸を行っても血便を認めないケースも多く（出血を認める頻度は半数以下），積極的に超音波検査を行うことが診断には大切です．

　超音波検査ではエコープローブを腸の短軸方向に当てると次ページのようなターゲットサイン（target sign）が認められ，長軸方向に当てるとシュードキドニィサイン（pseudokidney sign）が認められます．

1章 小児救急の Teaching Point

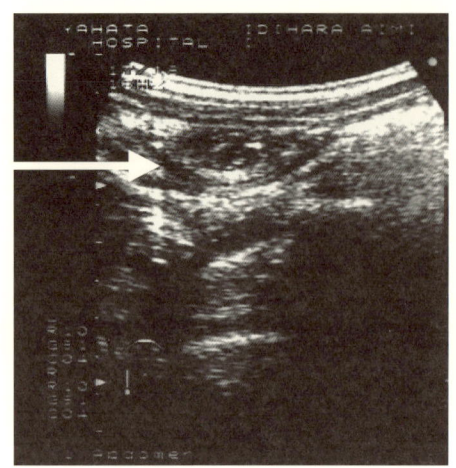

ターゲットサイン（矢印）

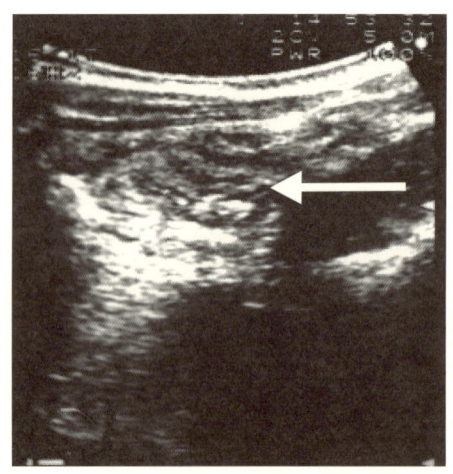

シュードキドニィサイン（矢印）
腹部超音波検査

1章 小児救急の Teaching Point

意識障害の鑑別疾患（AIUEO TIPS）

A：Alcohol（アルコール）年長児では考慮
　　Abuse（虐待）年少児では常に考慮が必要
I：Infection（感染）脳炎・髄膜炎および敗血症など重症感染症
U：Uremia（尿毒症）O157感染で見られる溶血性尿毒症など
E：Electrolytes（電解質）体液を大量に喪失する状態で起こりうる
　　Encephalopathy（脳症）インフルエンザ脳症に代表される
O：Overdose Ingestion（過量服薬）薬物は常に考慮しておく
T：Trauma（外傷）頭部に限らず胸部外傷（低酸素），出血性ショックを考慮
I：Insulin/Hypoglycemia（インシュリン/低血糖）糖尿病患児，ケトン血性低血糖症など考慮すべき
　　Intussusception（腸重積）・絞扼性イレウスでは意識障害が起こる
P：Psychogenic（心因性）過換気や詐病などでも意識障害を起こす
S：Seizures（けいれん）有熱性けいれん，無熱性けいれんなどの重積が多い
　　Stroke/Shock（脳血管障害/ショック）モヤモヤ病，動静脈奇形など
　　脳血管異常での出血など，ショックの場合にも低血圧で意識障害となる
　　Shunt（シャント）脳室・腹腔内シャント児のシャント不全なども忘れない

── 内因性オピオイド，エンドトキシンが関与⁉

北九州市立八幡病院・小児救急センター

Teaching Point　突然発症の不機嫌，意識障害時は必ず腸重積を念頭に置き，他の症状がなくても積極的に超音波検査を行うこと．

3ヵ月未満児の発熱

- 1ヵ月未満児の38℃以上はどんなに軽症に見えても必ず入院精査すること．37℃後半の場合には必ず血液検査，尿検査，胸腹部単純X線写真，髄液検査などを行い，院内で数時間は観察する．
- 発熱から6時間以内はCRPは反応していないことを念頭に入れて対応する．
- Toxic appearance（チアノーゼ，蒼白，末梢冷感などの循環不全の症状，呼吸困難など）が認められたら，入院精査を行うべきである．
- 無菌性髄膜炎は髄液検査を行わない限り，その診断は不可能である（無菌性髄膜炎ではないという診断根拠が少ない）ため，3ヵ月未満の発熱児では必ず髄液検査をすべきである．
- 3ヵ月未満児の発熱例では可能な限り，入院精査が望ましく，そのように説明して対応する．
- 各種培養（血液，髄液，尿，後鼻腔など）は軽症に見えても行っておく必要がある．

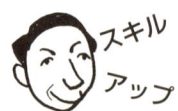

スキルアップ

3〜4ヵ月児，4〜5ヵ月児，6ヵ月以降でそれぞれ対応が違いますか？

　3〜4ヵ月児ではほぼ3ヵ月未満児と同様の対応を行っていますが，発熱からの時間が6時間以上経過していれば，CRP値（2.0 mg/dl 未満は外来診療可能）で入院適応を決めています．4ヵ月以上経ていれば，3ヵ月未満児ほど用心しなくて，もう少し時間をかけて（一晩〜24時間）全身状態を観察可能です．

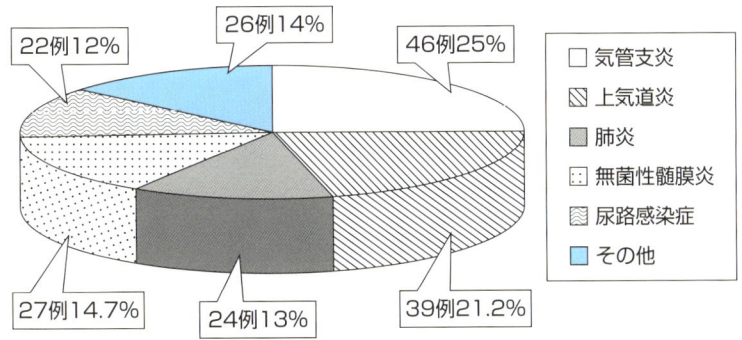

3ヵ月未満発熱入院児の最終診断による疾患比率
(過去2年間 総数184例)
* 呼吸器疾患(気管支炎・上気道炎・肺炎)は109例59.2%を占めた.
* その他では;突発性発疹症3例,川崎病,細菌性髄膜炎,蜂窩織炎などが認められた.

発熱から受診までの時間

	症例数	比率
発熱6時間以内の受診	86例	46.7%
(うち,発熱3時間未満の受診	46例	25.0%)
発熱7~12時間以内の受診	34例	18.5%
発熱13~24時間以内の受診	37例	20.1%
発熱25~36時間以内の受診	17例	9.2%
発熱37~48時間以内の受診	4例	2.2%
発熱49時間以降の受診	6例	3.3%
(以上,発熱24時間以降の受診	25例	13.6%)

Teaching Point

熱以外の症状がなく発熱3~4時間で無菌性髄膜炎を起こしていることもあり,常に無菌性髄膜炎の可能性を考えておく.

1章 小児救急の Teaching Point

泣き続ける乳幼児の診療

- 顔色と泣き方の強さを第一に全身状態の観察と身体所見の把握をまず行う．
- 特に姿勢の異常，四肢の動きが普通どおりかを見忘れないようにする．
- 頭部打撲がないか，頭皮下血腫などの有無を探す．
- 中耳炎がないか（耳鏡がなければ耳介を下方に牽引する→中耳炎では痛がって回避動作がみられる）を検査する．
- 腹部を触り（排便状態を尋ねる），腸重積を念頭に圧痛および腫瘤の有無を調べる．
- そけい部，陰部を診る（ヘルニア嵌頓，精索捻転，おむつかぶれの有無を調べる）．
- 全身皮膚（発疹，出血斑，虫刺されなど）を観察する．

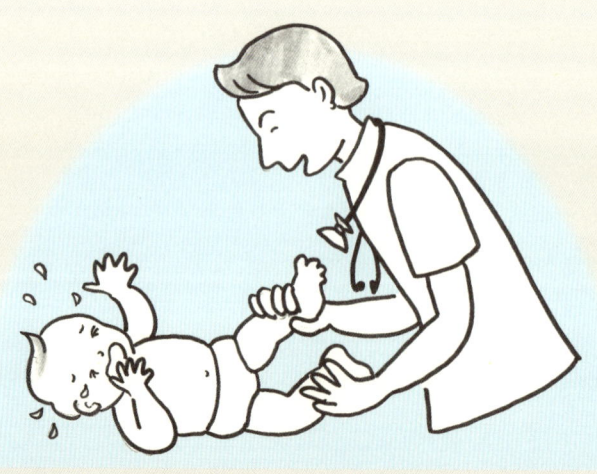

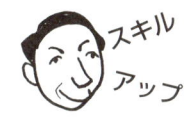

① 全身状態の観察ですが，ぐったりしていないか，目つきはどうかなど教えてください？
② 夜泣きや便秘も多いといいますが？
③ 口内炎など口腔内の観察はどうしますか？
④ 胸部の診察について注意点は？

　全身状態の観察は泣き声の大きさ，発熱の有無，顔色，姿勢（丸まっているかどうか）および手足の動かし方などを一見することが重要です．泣いている乳幼児では目つきの観察は難しいのであまりあてにできません．かえって顔つきを重要視して，「険しい顔つき」，「無表情」などに注意すべきです．
　すなわち，Canadian Pediatric Triage and Acuity Scale（C-PTAS）における pediatric assessment triangle（PAT）（p3 参照）の評価を正確に行うことが不可欠です．
　夜泣きや便秘と診断するためにも前述の診察のポイントが重要となります．口内炎などで機嫌が悪い場合にはヨダレが増えているとか，痛がるとかの訴えがあるので鑑別可能です．胸部疾患で泣き続けることはあまりありませんが，泣いているため聴診ではわかりにくく，実際には呼吸障害や咳嗽などがあれば，胸部 X 線などで鑑別していきます．爪床色や Capillary refilling 時間（正常 2 秒以内）も参考になります．

Teaching Point

全身をくまなく診察して異常がなければ，便秘，腸重積を疑い，浣腸するのも一つの方法である．

呼吸困難時の対応

・吸気性か呼気性かを必ず鑑別する．
・突然の発症か，持続的な（数日越しの）呼吸困難かを尋ねる．
・異物，化学性ガスなどの誤飲，吸入の可能性を尋ねるとともにいつもと違う環境下で呼吸困難が生じたがどうかを尋ねる．
・アレルギー歴の有無を尋ねるとともに家族のアレルギー歴を尋ねる．
・胸痛がないかどうかを尋ねる．
・顔色がいつもと違うかどうかを尋ねること．SpO_2 が測定できれば測定することが望ましい．
・血圧を測定し，循環不全の有無（爪床での capillary refilling time が 2 秒以内かどうかの確認）を行い，心不全による呼吸障害かどうかをチェックする．
・意識レベル，姿勢，反射などをチェックし，中枢神経系疾患による呼吸障害の有無を必ず診る．

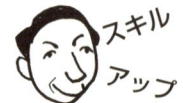

吸気性か呼気性かそれぞれに対応する疾患を教えてください．また見つけ方，鑑別診断の方法を教えてください．

　吸気性か呼気性かの鑑別は聴診すれば簡単ですので，呼吸運動を観察しながら，ていねいに聴診することにつきます．呼気性呼吸障害は喘息性気管支炎，気管支喘息に代表され，急性細気管支炎なども経験されます．吸気性呼吸障害ではクループ症候群が最も多く，喉頭異物，気管異物なども少なくありません．急性（気管支）肺炎，気胸，気管支異物などでは吸気，呼気ともに呼吸困難を訴えることが多いです．

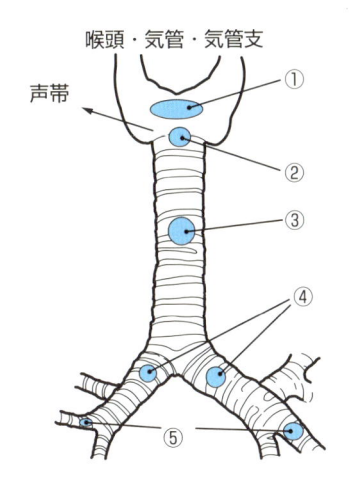

①喉頭異物；発語不能となり，窒息状態でチアノーゼが出現，呼吸停止などに陥りやすい．膜様物でも同様な現象が起こる．
②声門下異物；気管内に落ち込んだ異物が激しい咳込みで声門下に逆嵌頓すると①と同様な呼吸停止が起こる．
③気管異物；激しい咳込みが生じて，②の状態になるか，あるいは④または⑤の部位へ移動して，咳込みが減少してくる．
④気管支異物；咳込みは減少し，無機物では診断が困難になりやすいが，チェックバルブメカニズムが生じると胸部 X 線の Holzknecht 徴候の有無で診断される．
⑤分枝気管支異物；区域性肺炎や無気肺を生じてくるが，極めて診断が困難となり，同一部位の繰り返しの肺炎や無気肺の場合に異物を疑う必要がある．数ヵ月以上経て診断されることもある．

誤嚥による異物嵌頓部位での特徴

Teaching Point　呼吸障害では気道異物の存在を念頭に置き診察することが重要で，胸部 X 線の読影に注意する．

咳込み

- 突然の咳込み（異物誤嚥の鑑別）か，徐々に起こってきた咳込みかを鑑別する．
- カタル症状を伴っているか，伴っていないかも重要であり，異物誤嚥や百日咳，クループ症候群の一部（インフルエンザ桿菌性喉頭蓋炎など）ではカタル症状に乏しい．
- 咳込みの時間帯または睡眠時か覚醒中か（朝方の咳込みで発熱がない場合には喘息，喘息性気管支炎，逆に日中も多く発熱があれば呼吸器感染を考えやすい）をよく尋ねることが重要である．
- 咳の質，つまり乾いた咳（百日咳，マイコプラズマなど）か，痰がらみの湿った咳（喘息や細菌性肺炎など）かもよく尋ねる必要があるし，可能なら診察しながら咳を聴く（笑わせたりして）ことが重要である．
- 心因性の咳嗽も少なくなく，診察中も絶えず咳をしていることが多いが，吸入などを集中して行わせるとその間消失するなどの特徴がある．
- 異物誤嚥を疑った場合には胸部X線検査を行うが，乳幼児では吸気・呼気での撮影は困難であり，透視下でHoltzknecht現象を観察すべきである．
- 少しでも誤嚥の疑いがある場合は，積極的にCTもしくはMRI検査を行うべきである．

スキルアップ

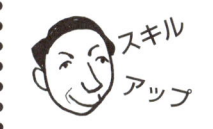

①心因性の場合，努力性の咳だとか夜間は咳がないなども参考になると思いますが．
②Holtzknecht 現象について教えてください
③長引く咳（3～4 週）の場合，喘息が背後にある場合があるように思いますがいかがでしょうか？
④SpO_2 ではどのくらいから入院ですか？

　心因性の咳嗽は睡眠時（自意識がない）に咳嗽がみられないということが大前提であることは言うまでもありません．
　Holtzknecht 現象は次ページに図を提示します．
　SpO_2 のみでの入院基準は一般的に設けていませんが，SpO_2 の分類での中発作 92～95％であることから 95％以下の SpO_2 で吸入・輸液にて改善しない場合は入院を考慮しています．一般状態があまり悪化せず，元気や食欲もまあまあ保たれた状態で，数週間も咳が続く場合には喘息性疾患や気管支異物を考慮すべきであり，特に夜間～明け方に咳が多く，昼間は元気という訴えがある場合にはそのような疾患を考慮すべきです．
　異物誤嚥を疑ったら，X 線撮影などの検査時に常に医師が同行する必要があります（蘇生セットを用意して）．

1章　小児救急の Teaching Point

①単純閉塞；
深呼気では患側肺の残気量が多く深吸気では患側の吸気量が少ないために健側肺の膨らみが多く，縦隔は患側へ移動する．

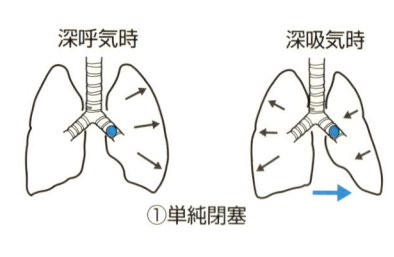

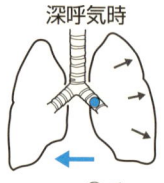

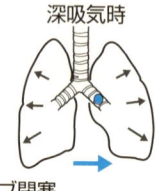

②チェックバルブ閉塞；
深呼気では患側肺の残気量が多く，縦隔は健側へ移動している深吸気では健側肺の膨らみが強く縦隔は患側へ移動する．

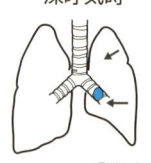

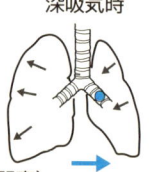

③完全閉塞；
患側は無気肺の状態であり，患側肺の残気量は少ない．深吸気では健側肺の過膨張となり，縦隔は患側へ強く移動する．

異物の閉塞具合による Holzknecht 徴候の違い

> **Teaching Point**
> Holtzknecht 現象の観察は，誤嚥の多い乳幼児では X 線撮影では困難で，必ず透視下で小児科医が観察することが必要．

無呼吸

- 発作時の状況（表情・姿勢・四肢の動き，チアノーゼの有無，眼球運動など）を詳細に尋ねるとともに発作の既往やその時に共通の日常生活の特徴があるかどうかを正確に把握する．
- 乳児の無呼吸はその多くが百日咳や RS ウイルス感染に基づくものであるため，百日咳や RS ウイルス感染を念頭に検査治療を行うことが重要である．
- 乳幼児突発性危急事態も経験されるが，本症は他の器質的疾患の除外診断であり，入院精査を行っての対応が必要となる．
- 咳込みを伴うかどうかの鑑別も重要となるため，実際にはビデオなどで撮影しながら観察することが望ましい．
- 年長児では失神なのか無呼吸なのかの鑑別も重要であり，失神の可能性が高い場合には不整脈の精査や脳波，頭部 CT 検査などけいれん性疾患の精査が必要となる．
- 胃食道逆流症（GER）の存在についても考慮する必要があるため，溢乳，嘔吐，および咳込みの有無についても問診しておく．

1章 小児救急の Teaching Point

スキルアップ

幼児突発性危急事態とはどういうものですか？

乳幼児突発性危急事態（apparent life threatening event：ALTE）の定義は「それまでの健康状態および既往歴からその発症が予測できず，しかも児が死亡するのではないかと観察者に思わしめるような無呼吸，チアノーゼ，顔面蒼白，筋緊張低下，呼吸窮迫などのエピソードで，その回復に強い刺激や蘇生を要したもののうち原因が不明のもの」とされています．

Near Miss SIDS と言われた時代がありますが，病態の本質が異なるとされ，SIDS より，さらに幼若乳児に起こりやすいことが知られています．上記の日本の定義は「疾患概念」として捉えていますが，諸外国では「徴候（症候）概念」として捉えています．すなわち，原因は不問で，そのような症候がみられた場合には ALTE と呼んでいます．

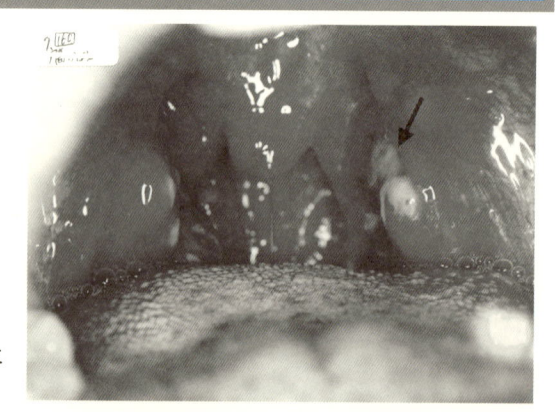

Adeno virus type 7 感染症
9歳5ヵ月　女児
（カラー写真は 74 ページに掲載）

扁桃の白苔（矢印）が特徴的

Teaching Point　睡眠時無呼吸発作は，アデノイド肥大，扁桃肥大でよく経験されるため，口呼吸，いびきなどの問診が重要となる．

咽頭炎・上気道炎・扁桃炎の鑑別

- 口蓋垂〜口蓋弓の発赤と咽頭後壁の発赤腫脹と扁桃の発赤腫脹や変化との3箇所に分けて観察すべきであり，すべて発赤するのはアデノウイルスが最も多い．
- 咽頭壁の腫大もよく経験され，イクラ様などの表現があるが，診断に特有な場合もあるため，観察所見どおりの記載を行っておくべきである．
- 溶連菌感染症を見逃さないことが重要となり，本症の場合には口蓋弓から軟口蓋〜硬口蓋にかけてSun-rise（朝日）のごとく"どぎつい赤み"が拡がっている．
- 扁桃に白苔が付く疾患の代表ではアデノ，EBウイルスなどであるが，他にも細菌性扁桃炎でも同様となるため，全身状態および局所所見（咽頭痛の有無―乳幼児では流涎の増加，頸部リンパ節の触知など）を十分に把握する．
- 扁桃肥大およびアデノイド肥大の把握は見た目のみならず，口呼吸，鼾，睡眠時無呼吸の有無などを問診する．
- インフルエンザの場合には高熱の割に咽頭発赤が少ないことに注目する．
- 後鼻漏の存在そしてその色や粘稠度も見逃さないことであり，咳嗽（寝がけなど）の訴えがある場合には，鼻または副鼻腔気管支炎などの存在も考慮する．

1章 小児救急の Teaching Point

スキルアップ

咽頭壁の腫大が診断に特有な場合とありますが，具体的に教えてください．

咽頭壁のリンパ濾胞の腫大で最も有名なのはアデノウイルス感染症の時に見られるものです．咽頭結膜熱では数 mm の丘状に発赤隆起した濾胞が多数観察されることがよくみられます．咽頭所見を 74 ページに示します（北九州市戸畑区　佐久間孝久先生提供）．

（カラー写真は 74 ページに掲載）

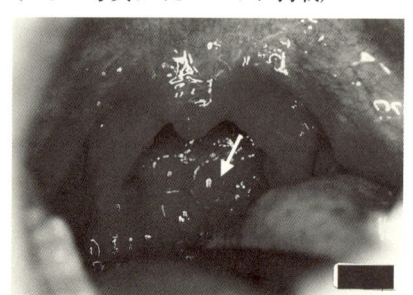

発熱 2 日目の咽頭所見
咽頭後壁のイクラ様腫脹が特徴的

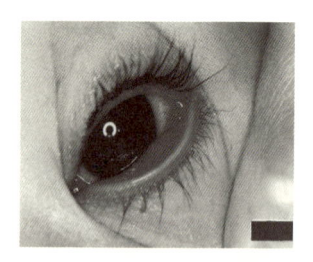

Adeno virus type 7　感染症
2 歳 10 ヵ月，女児：眼球結膜の充血

Teaching Point

迅速診断キット（インフルエンザ，アデノウイルス，RS ウイルス，マイコプラズマ，溶連菌）は救急外来での有用性が高いため積極的に活用することで，診断，治療方針の決定が容易となる．

喘息・喘息性気管支炎

- かかりつけの喘息児はナースサイドで診察前に先に吸入など行いがちであるが，必ず診察を先に行うよう心がける．
- 初診時には喘息などの診断を知らない家族も多いため，呼気の延長，あるいは呼気時の喘鳴などを正確に聴取する．
- さらに診察時にこれらの所見がなく，咳が続くと言って受診する症例も多く，実際に夜間〜明け方に咳が多く，元気も良く発熱なども認めないなど喘息児に特徴的な症状を把握する．
- 胸部 X 線では喘息性気管支炎など乳幼児では，含気量増加や横隔膜の平坦化などを認めないことも多いので，注意を要する．
- 協力できる年齢の場合には聴診時は，深呼吸をさせて聴取すると特徴的な呼気時の喘鳴などが聴かれやすいので，できるだけそのように声かけする．
- 家族のアレルギー歴も問診すべきであるが，単にアレルギー歴があるかどうかではほとんどの家族はないと答えるため，幼少時のアトピー性皮膚炎や喘息，あるいは花粉症，アレルギー性鼻炎，じんま疹，薬疹など具体的に尋ねることが重要である．
- 投薬や吸入など外来診療で十分か否かは飲食量や睡眠時間が通常と比較して減少していないかどうかを尋ねる（一般的に 2/3〜1/2 に減少している場合には輸液もしくは入院治療を勧める）．
- 患児が異常な興奮をしている場合には大発作で状態がきわめて悪いことが多いため，緊急に輸液を確保しての治療開始が必要となる．尿失禁などは呼吸停止・心停止の前兆であり，救急処置が必要となる．

主な呼吸障害時の身体所見の特徴

	喉頭・気管異物	気管支異物	百日咳	クループ症候群	気管支喘息
咳嗽	発作的で甲高く乾いた咳嗽	発作的だがやや湿性咳嗽	発作的で乾いた咳嗽が連続,レプリーゼ(＋)	発作的で甲高く犬吠様咳嗽で夜間ひどい	湿性咳嗽で夜間・明け方にひどく喘鳴(＋)
発熱	認めない	時間経過した症例では認める	認めないことが多い	高熱の症例が多い	認めない.あっても微熱程度
呼吸状態	吸気性呼吸困難が強く胸骨上部陥没著明 喉頭異物で発声困難	胸郭の奇異性運動を認めることがある	咳嗽がない時は全く正常	吸気性呼吸困難があり,2〜3日後喘鳴を伴うことが多い	呼気性喘鳴が特徴で努力呼吸と呼気延長がみられる
聴診所見	両側肺野での空気の入りが悪く,呼吸音減弱している	患側肺の呼吸音の減弱およびラッセル音が聴取されることもある	聴診所見での異常は認めない	両側肺野の空気の入りが不良,吸気性喘鳴が陽性の場合あり	両側同程度の呼気性喘鳴が聴かれ,左右差があまりない
X線所見	喉頭高圧撮影での喉頭壁の不整が認められやすい	吸気・呼気の撮影で患側肺の肺気腫や区域性肺炎像を認める	異常なしが多いが,時にShaggy signを認める	喉頭高圧撮影で喉頭域の狭小化がみられる	両側肺野の過膨張が特徴である
その他	嚥下困難を伴うことも多く,嘔気・嘔吐もみられやすい	無機物の誤嚥では診断が困難で経過の長い症例が多い	幼若乳児では無呼吸が主症状の場合もある	ウイルス性が多く冬期に多いが,アレルギー体質でのspasmodic croupも多い	アトピー体質や家族歴が多く,発作の繰り返しの既往歴が多い

市川光太郎:誤嚥事故,武内可尚(編) 改訂版子供によく見られる病気, pp82-83, 医薬ジャーナル社,2008より

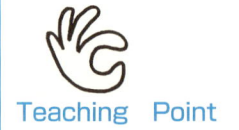

Teaching Point 家庭で吸入療法を行っていない患児では,20分間隔で2回の吸入を行っても改善が得られない場合(SpO_2 95％低下など)輸液が必要となる.

クループ症状の鑑別

- 吸気性呼吸困難の程度を確認しながら，異物誤嚥の可能性を必ず尋ねる．
- 異物誤嚥が疑われる場合にはすぐにハイムリック法による摘出を図るべきである．その診断には透視下での喉頭〜気管部の観察が有用である．
- 嗄声の有無を確認し，発熱の程度と発熱からの時間を尋ねる．
- 喉頭高圧 X 線写真は正面像でペンシルサイン（ワインボトル像）の確認のみならず，必ず側面像を撮影し，喉頭蓋の腫大をチェックする（喉頭蓋の腫大が見られた際にはインフルエンザ桿菌感染症であり，急を要する）．
- ボスミン吸入の効果を判定するが，効果が悪い時には躊躇せず，入院精査加療とする．
- 生直後からの喘鳴が聴かれる乳児では喉頭〜気管の腫瘤性疾患（血管腫や嚢腫など）を念頭におくことが必要で，ステロイド治療やボスミン吸入などの治療に反応が悪い場合には CT や MRI などの画像検査が必要となる．
- 急性喉頭蓋炎では，高熱に加え，咽頭痛の訴えが強く，流涎が著明で，嗄声から発語不能などの症状で推測する必要がある．
- 本症を疑った場合には手術室で麻酔科医と協働での気道確保が最優先され，口腔内所見の把握，輸液・採血，X 線撮影などでむやみに刺激して呼吸停止を起こさないようにすべきである．

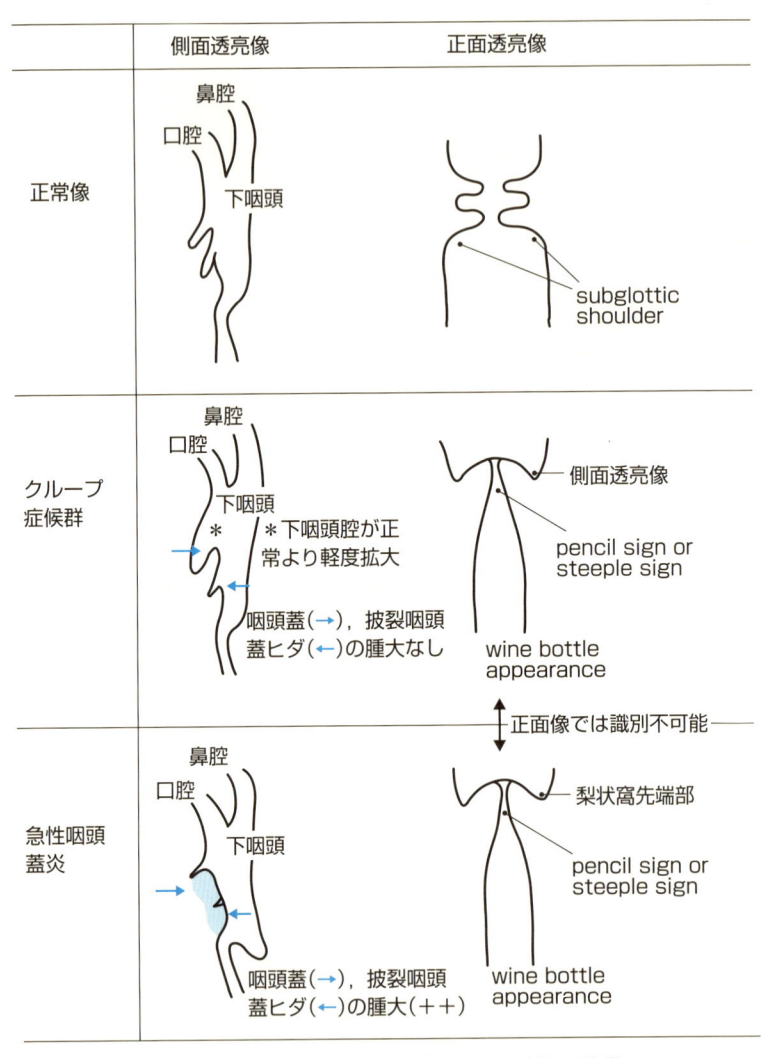

1章 小児救急の Teaching Point

	側面透亮像	正面透亮像
正常像	鼻腔 / 口腔 / 下咽頭	subglottic shoulder
クループ症候群	鼻腔 / 口腔 / 下咽頭 ＊下咽頭腔が正常より軽度拡大 咽頭蓋(→)，披裂咽頭蓋ヒダ(←)の腫大なし	側面透亮像 pencil sign or steeple sign wine bottle appearance
		↕ 正面像では識別不可能
急性咽頭蓋炎	鼻腔 / 口腔 / 下咽頭 咽頭蓋(→)，披裂咽頭蓋ヒダ(←)の腫大(++)	梨状窩先端部 pencil sign or steeple sign wine bottle appearance

クループ症候群・急性喉頭蓋炎の X 線像の特徴

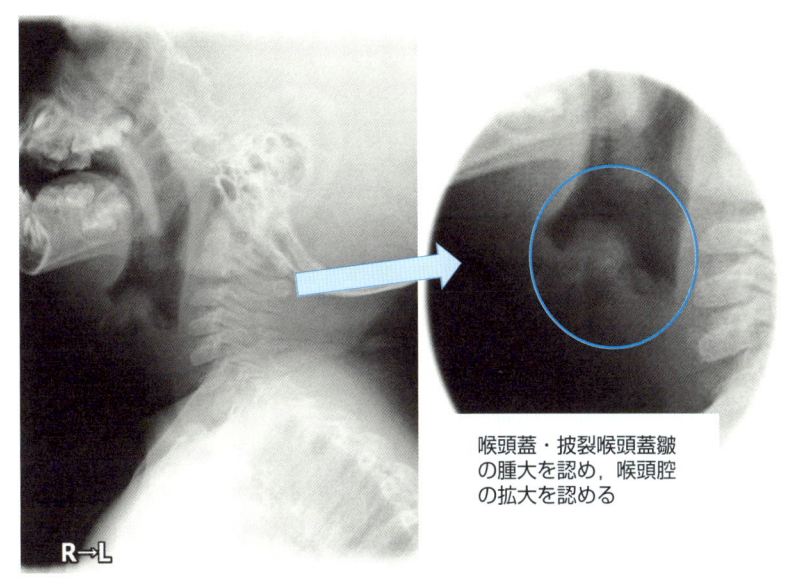

1章 小児救急の Teaching Point

喉頭蓋・披裂喉頭蓋皺の腫大を認め，喉頭腔の拡大を認める

急性喉頭蓋炎の喉頭高圧 X 線像

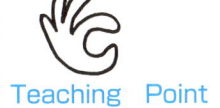

Teaching Point　クループ症候群の救急外来での治療手順は，ボスミン吸入，デカドロンシロップ（0.15 mg/kg 頓用）経口の順で，これに反応が悪い場合，入院管理とする．

尿路感染症

- 呼吸器症状のない発熱では検尿を行うことは必須であるが，呼吸器症状があっても全員検尿検査を行うべきである．
- 年長児以外は頻尿，排尿痛，残尿感などの尿路感染症状は認めないので注意が必要である．
- 病巣不明の高熱および炎症反応強陽性例では急性巣状細菌性腎炎が多いので，造影CT検査が必須となる．なお，急性巣状細菌性腎炎ではその1/3に検尿異常を認めないことも知っておく必要がある．
- 尿路感染症と診断された場合には必ず，尿路奇形の有無をチェックする必要があるが，超音波のみならずVCG（voiding cystourethrogram, 逆行性膀胱造影）などまで行うべきである．
- 1歳（特に6ヵ月）未満の尿路感染症は入院治療が望ましい．また抗菌薬投与は最低1（〜2）週間は行うべきである．
- 生後3ヵ月未満の尿路感染症では髄膜炎の合併（逆に3ヵ月未満の無菌性髄膜炎に尿路感染症の合併をよく経験する）があるので注意を要する．
- 川崎病では無菌性膿尿を経験するため，この点にも留意して対応すべきであり，他の皮膚粘膜症状の有無を観察する．

1章 小児救急の Teaching Point

スキルアップ

急性巣状細菌性腎炎を解説してください．画像所見をお願いします．また，尿路奇形の頻度は？

急性細菌性巣状腎炎とは腎盂腎炎から腎膿瘍への移行過程の病変といわれており，近年の画像診断にて診断が確立された疾患です．炎症反応が強く，病巣が不明の場合には本症を疑う必要があります．造影 CT にて楔状の低吸収域を認めます（矢印）．

尿路奇形の頻度は少なくなく，6ヵ月未満の男児の尿路感染症では膀胱尿管逆流を 1/3 に合併しているといわれます．奇形の中では膀胱尿管逆流が多く，ついで腎盂尿管移行部狭窄による水腎症が多くみられます．

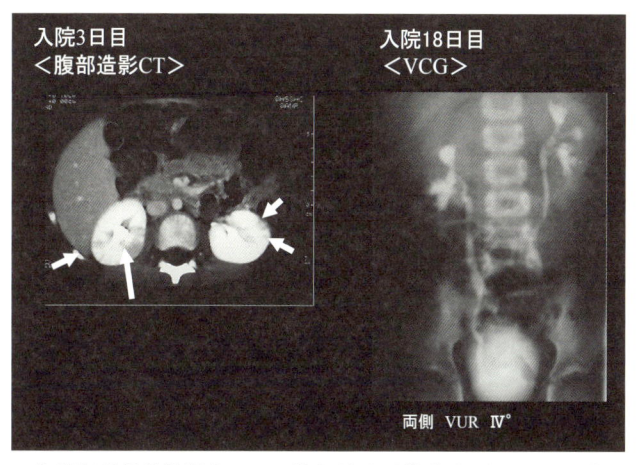

入院3日目 ＜腹部造影CT＞   入院18日目 ＜VCG＞

両側 VUR Ⅳ°

急性細菌性巣状腎炎の CT 像と膀胱尿管逆流（VUR）陽性

Teaching Point
病巣不明の高熱および炎症反応強陽性例では急性巣状細菌性腎炎も疑い，造影 CT を積極的に行うべきである．

37

川崎病を見逃さない

- 6つの臨床症状が揃った川崎病は誰しも診断可能であるが, 発熱初期(1〜3病日)の診断はていねいな観察が必要である.
- 特に泣かれると眼球結膜の赤みは観察しにくいため, 必ず母親に尋ねておくことが重要となる. もちろん口唇色などもいつもより赤いかどうかは必ず問診すべきである.
- 疑い症例は必ず, BCG痕の発赤を観察することが診断に役立つ. さらに炎症反応の上昇, 肝機能の悪化などをある場合も診断に有用である.
- 実際に無菌性髄膜炎や尿路感染症として診断され, 入院中に川崎病の症状が揃ってくるケースも少なくないので注意を要する.
- 発疹なども短時間で消失するケースも少なくないため, 発疹が出たか, 出ていたかなども母親へ忘れずに尋ねることが重要である.
- いずれにせよ, 川崎病が少しでも疑われた症例は, 小児循環器専門医にお願いして心エコーは行っておくべきである.

スキルアップ

① 川崎病の 6 つの臨床症状を教えてください．
② 眼脂はありますか？
③ 発疹はどのような発疹でしょうか．
④ 麻疹との鑑別を教えてください．
⑤ 川崎病の一般外来での頻度は？ 一般の小児科医で 1 年に 1 人～2 人といわれていますが．

　①5 日間以上続く抗菌薬不応の高熱，②眼球結膜充血，③口唇発赤（イチゴ舌），④手掌・足底の発赤腫脹（回復期に指尖からの膜様皮膚落屑），⑤皮膚の不定型発疹，⑥頸部リンパ節腫大の 6 症状のうち，5 つ揃えば川崎病と診断可能です．さらに BCG 痕部の発赤も川崎病独特の変化であり，眼脂は決して認めない結膜充血です．この点が咳，鼻水を含めたカタル症状の強い麻疹との一番の臨床的な違いです．発疹に特徴的なものはなく，出る発疹は種々であり，半日ほどで消退することも多いです．

　川崎病の頻度は決して少なくなく，地域で小流行する感じがあり，1 人入院すれば続けて数名入院という季節が必ずあります．年間入院数 2,000 人中川崎病は 40～50 人ほど入院（全例入院するため）しますから，入院数の 2％ぐらいです．外来受診者の入院率は 5.5％程度ですから，一般外来受診者中，0.11％程度であることから，救急受診を含めた受診者 1,000 名に 1 人程度の発症頻度といえます．

Teaching Point

川崎病を疑うことが重要で，高熱の場合には，6 症状のうち 2, 3 しか認めない場合にも積極的に心エコーを行い冠動脈の輝度変化をチェックする．

頭部打撲

- 家族が最も心配して受診する外傷であり，家族の心配に十分に配慮して対応することが重要であり，診察のみで安易に大丈夫との結論付けを行わない．
- 受傷機転および受傷直後の状態などを詳細に把握する必要があることと，受傷から受診までの時間経過もよく把握しておく．
- 受診までの意識レベルの推移，および臨床症状（顔色，嘔吐，けいれんなど）の有無を正確に把握するとともに，受診時の意識レベルと臨床症状も正確に評価する必要がある．
- 頭部の局所症状（皮膚挫傷，裂傷，皮下血腫など）を正確に把握する必要がある．局所症状が最も頭蓋骨骨折や頭蓋内病変の存在に相関している（局所症状が強いほど頭部損傷の危険率が高い：オッズ比 4.87 倍）ことを認識しておく．
- 後頭部打撲の際には頭部単純 X 線では必ずタウン撮影までの三方向撮影を行う必要がある．
- 家族からの頭部 CT の検査希望はきわめて高いため，医学的必要性がないと判断された症例においても施行せざるを得ないことが多い．ある程度のレベル（受傷機転や臨床症状，家族の心配度など）で割り切って施行すべきである．

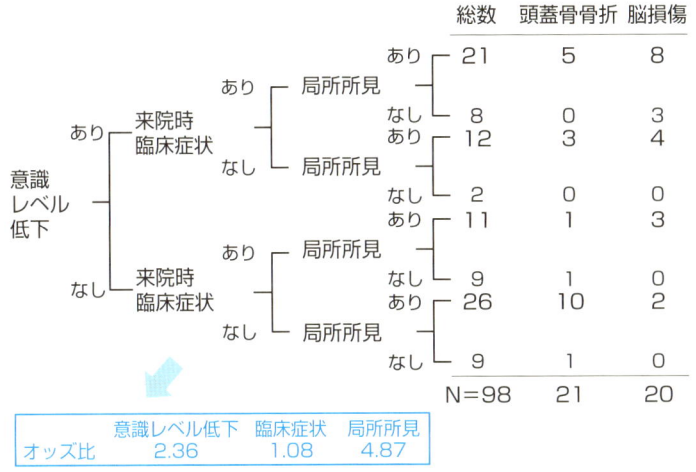

1章 小児救急のTeaching Point

```
                                                        総数  頭蓋骨骨折  脳損傷
                              あり ─ 局所所見 ┬ あり ─  21      5       8
                 あり ─ 来院時              └ なし ─   8      0       3
                        臨床症状                 ┌ あり ─  12      3       4
意識           ─          なし ─ 局所所見 ┴ なし ─   2      0       0
レベル                                            ┌ あり ─  11      1       3
低下                      あり ─ 局所所見 ┴ なし ─   9      1       0
                 なし ─ 来院時                    ┌ あり ─  26     10       2
                        臨床症状  なし ─ 局所所見 ┴ なし ─   9      1       0
                                                      N=98    21      20
```

	意識レベル低下	臨床症状	局所所見
オッズ比	2.36	1.08	4.87

(北九州市立八幡病院・小児救急センター)

頭部外傷における，意識障害，臨床症状（嘔吐，顔色不良など），局所症状（皮下血腫，裂傷など）の有無による頭部損傷の比率

スキルアップ

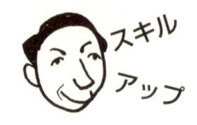

① 受診までの意識レベルのみかたを具体的に教えてください（いびきが強い，いつもと眠り方が違うなど）．
② 家族への注意事項を教えてください（24 時間は注意，嘔吐はないか，意識レベルに異常はないか，などでよいですか）．

　受診までの意識レベルの見方は意識が低下しているか否かはいびきをかく眠りなどもありますが，小児ではやはり，異常な不機嫌，興奮など軽度の意識障害を見落とさないようにすることが肝要です．あるいは目つきが違う，意味不明のことを言うなども参考になります．
　診察後の家族への注意は少なくとも 7～10 日間は頭を打ったことを忘れないようにして，急に嘔吐しだして変なときにはすぐ受診するように説明しています．ただ，頭部打撲後の出血性病変では良かったり悪かったりと増悪寛解をあまりしないことを説明しています．すなわち，実際に打撲後の中枢神経症状が発現したら，そのまま症状が急激に悪くなることが一般的であることを強調しています．

頭部打撲で受診された御家族の方へ

本日,診察をさせていただいた結果,現在のところ,異常は認められませんでした.しかし,1〜2日は安静にして様子を観察してください.入浴はシャワー程度で済ませて,少なくとも24時間は,以下のことに気をつけてください.
また7日間程度は普段と変わりないかどうか良く注意してください.

- 頭痛を訴える
- 嘔吐が激しく,何度も吐く
- 名前を呼んでも反応がなく,ボーとしている
- つじつまの合わないことを言う
- けいれんを起こす
- 手足を動かせない,しびれがある
- 発熱する
- ぐずり方が激しい
- 目の視点がおかしい(合わない)
- ふらつく,ろれつが回らない
- その他,いつもと違うことがある場合

上記のような症状がみられた際には,当小児救急センターを受診してください.
(当小児救急センターは24時間診療を受け付けています.ご心配なことがありましたら,下記まで御相談ください.)

北九州市立八幡病院小児救急センター　093-662-6565

頭痛発作

- 痛みの質（ガンガン，ズキンズキン，締め付けられるような，キリキリなど）と痛みの起こる時間帯（朝起きてすぐ，夕方，寝る前，時間無関係など）とその持続時間，そして頭痛の継続期間（初めてかしばらく続いているのか）などをていねいに尋ねる必要がある．
- 実際に頭痛発作を訴えているときの患児の顔色や随伴症状（嘔吐など）を把握するとともに頭痛のために使用したことのある薬剤も把握しておく．
- 頭痛発作の原因を重篤な順に各種（脳腫瘍，てんかん，片頭痛，起立性低血圧症，心因性頭痛，副鼻腔炎，髄膜炎など）説明する必要がある．
- 各頭痛発作の特徴（脳腫瘍は朝覚醒直後に訴える，起立性低血圧症も午前中が多い，片頭痛は夕方〜夜が多く家族性がある，髄膜炎は発熱を伴う急性疾患，など）を簡単に説明してどのタイプに似ているかを聞き出す．
- いびきをかくかどうかを尋ね，口呼吸しているかどうかを観察する（慢性副鼻腔炎による頭痛，および慢性の寝不足からの頭痛を鑑別）．
- 家族の心配度によっては頭部 CT，脳波検査など行って器質的疾患を除外してあげることが治療の早道であることも知っておくこと．

スキルアップ

頭痛の原因にう歯はいかがですか？ またこどもの頭痛は大人と比較して症状に何か特徴はありますか？

　う歯が頭痛の原因になった症例には遭遇したことがありません．特に成人と異なることはないのですが，いわゆる身体化症状の1つとしての頭痛，つまり心因的頭痛が多いのは子どもの特徴といえると思います．また，5, 6歳を過ぎると親の片頭痛症状を見聞きして，学習して，頭痛を訴えるようになります．

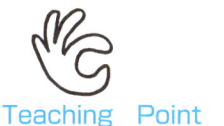

Teaching Point

頭痛に対しての不安は家族にとっては大きいものがあり，器質的な疾患がなさそうでもていねいに対処する．不安が強い場合には積極的にCTを施行することも不安除去の1つの方法である．

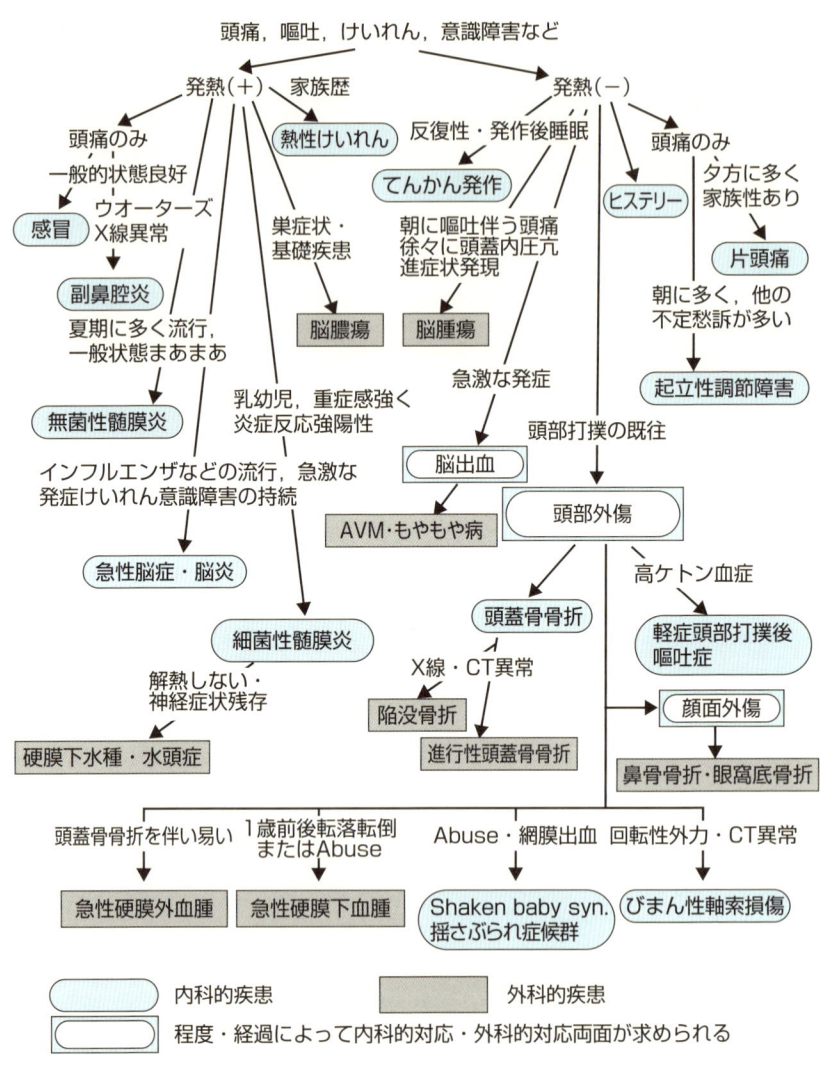

1章 小児救急の Teaching Point

頭痛，嘔吐，けいれん，意識障害など

- 発熱(+)
  - 頭痛のみ、一般的状態良好
    - ウオーターズX線異常
    - → 感冒
    - → 副鼻腔炎
  - 家族歴 → 熱性けいれん
  - 夏期に多く流行，一般状態まあまあ
    - → 無菌性髄膜炎
  - インフルエンザなどの流行，急激な発症けいれん意識障害の持続
    - → 急性脳症・脳炎
  - 乳幼児，重症感強く炎症反応強陽性
    - → 細菌性髄膜炎
    - 解熱しない・神経症状残存
    - → 硬膜下水腫・水頭症
  - 巣症状・基礎疾患 → 脳膿瘍
  - 朝に嘔吐伴う頭痛 徐々に頭蓋内圧亢進症状発現 → 脳腫瘍
- 発熱(-)
  - 反復性・発作後睡眠 → てんかん発作
  - 急激な発症 → 脳出血 → AVM・もやもや病
  - 頭部打撲の既往 → 頭部外傷
    - 頭蓋骨骨折
      - X線・CT異常 → 陥没骨折
      - → 進行性頭蓋骨骨折
    - 高ケトン血症 → 軽症頭部打撲後嘔吐症
    - → 顔面外傷 → 鼻骨骨折・眼窩底骨折
    - 頭蓋骨骨折を伴い易い → 急性硬膜外血腫
    - 1歳前後転落転倒またはAbuse → 急性硬膜下血腫
    - Abuse・網膜出血 → Shaken baby syn. 揺さぶられ症候群
    - 回転性外力・CT異常 → びまん性軸索損傷
  - 頭痛のみ
    - 夕方に多く家族性あり → 片頭痛
    - → ヒステリー
    - 朝に多く，他の不定愁訴が多い → 起立性調節障害

凡例：
- ◯ 内科的疾患
- ■ 外科的疾患
- ◯(枠) 程度・経過によって内科的対応・外科的対応両面が求められる

中枢神経症状による主な疾患鑑別

AVM：Arteriovenous malformation，動静脈奇形

腹痛の対応

- 腹痛出現からの時間と腹痛以外の症状（嘔吐，咳嗽など）の有無を確実に評価しておく必要がある．
- 突然の腹痛発作の発症，間歇的腹痛の場合には，腸重積症や内ヘルニア嵌頓などによる絞扼性イレウスを念頭に置くべきである．
- 腹痛を訴えるときの顔色（受診時は良くなっているケースも少なくない）を尋ね，蒼白・冷や汗などがあった症例は慎重に対応する必要がある．
- 姿勢，歩行状態などの観察も必ず行うこと．必要があれば跳躍などを行わせて腹痛の増悪の有無を観察する．
- 多くの家族が腹痛イコール虫垂炎との考えが強いため，家族とのやりとりにおいては，感情に流されず，ていねいに診察して虫垂炎の否定は必ず明確に行っておく．
- 腹部X線，超音波検査は必要性が高いことが多く，積極的に行い正確な評価が必要であるが，その結果のみに頼らず，ていねいな身体所見の把握に努めることが最も重要である．
- 腹痛児は可能な限り，尿検査を行うべきであり，受診時にすぐに尿検査の必要性を説明し，乳幼児では採尿バッグを付けるべきである．
- 腹痛もしくは不機嫌児の場合には精索捻転，そけいヘルニア嵌頓などを疑い，必ずそけい〜陰部の視診を怠らないことが必要であり，年長児の場合も必ず診察すべきである．
- アレルギー性紫斑病の場合，他の皮膚関節症状などが不顕在で腹痛のみが先行する場合があるため，注意が必要である（超音波検査で十二指腸〜小腸粘膜の浮腫腫大が確認されれば確定診断可能である）．

スキルアップ

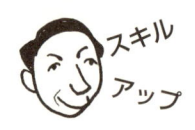

①腹痛における対症療法として，浣腸など具体的に教えてください．
②腹痛の多くの場合便秘症との印象をもっていますが，それぞれの症状の頻度はどのようなものでしょうか？

　対症療法としての浣腸は一般状態が良くて，触診上も腹壁緊張がなく，どちらかといえば，左側を痛がり，便秘が最もその原因として考えられる場合には積極的に行いますが，そのほかではあまり頻用はしていません．むろん，腸重積を疑った場合にも行うべきです．

　それぞれの疾患の頻度は難しいですが，便秘が際だって多いとも感じません．年齢など他の要素が多いのですが，急性胃腸炎が最も経験され，虫垂炎，アレルギー性紫斑病，尿路感染症，心因性腹痛やその他の疾患と便秘が同じ程度の頻度との印象があります．逆に便秘は最終診断であり，便秘が多いとの印象を持たずに診断したほうが賢明と考えられるため，便秘の頻度は敢えて考慮しませんでした．ただ，便秘は夜半から朝方に痛みを強く訴えることが多い印象があります．

Teaching Point　急な激しい痛みを訴える場合，アレルギー性紫斑病，内ヘルニアなどを考慮して，画像診断を含めた観察入院が必要である．

下痢の対応

- 便の回数，性状（色，におい，形），排便時の痛み（不機嫌）の有無，食欲の有無を正確に把握することが必須である．
- 特に乳児では体重減少がないか，脱水がないかを確実に把握しなければならない．
- 腹部単純 X 線は立位で撮影し，ニボーやソーセージ様ガスの有無を確認する．そのような異常ガスの多さで病状を推察する必要がある．
- 多くの症例で便培養を行い，止痢薬を使用せず，整腸薬と食事療法で対応可能である．
- 慢性的に下痢が持続している症例では，便の性状検査（脂肪，還元糖，潜血，シャルコーライデン結晶など）を行う．さらに，乳児では乳糖不耐症の存在なども考慮しなければならない．

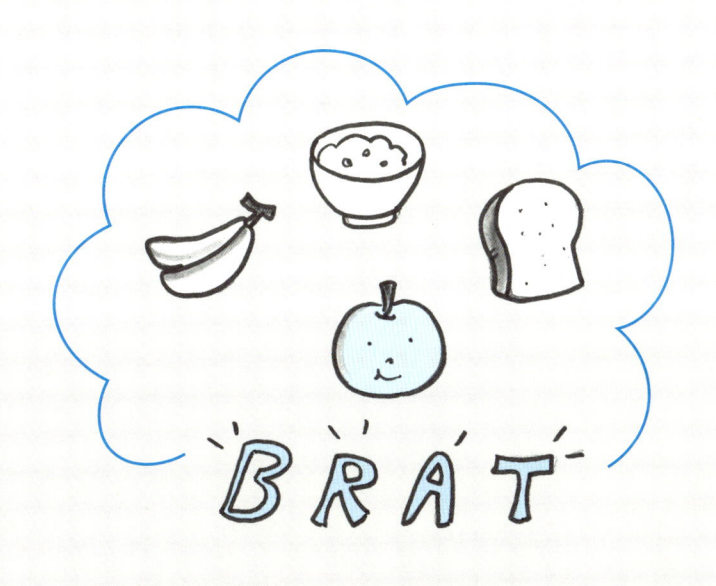

スキルアップ

① 下痢の原因別の頻度を教えてください.
② 具体的な食事療法を教えてください（水分の多いもの，油気のないもの，人工乳を薄める，無乳糖のミルクなど）.
③ 乳糖不耐症の患者に対する治療法を教えてください.

　ウイルス性腸炎に基づく下痢症が最も多いですが，10～20%に細菌性腸炎を経験します．そのほかには抗菌薬服用時の下痢症なども少なくありません．機能性の下痢症は乳児から3～4歳までに多く，感染性腸炎などに起因することが多いです．乳糖不耐症，アレルギーによる下痢症なども時に経験します．

　下痢のときの食事は一般的に BRAT（B；バナナ，R；ライス，A；リンゴ，T；トースト）を投与するよう指示します．ミルク栄養児では，薄めるように指導しています．薄め方は下痢が軽快するまで薄めていく方法を取っていますが，実際に患児が食欲がある場合には機能性下痢症として，あまり神経質にならないよう，油脂化食材を用いない点のみを気を付けるよう指導しています．機能性下痢症の治療として「ニンジン療法」を勧めています．ニンジンをすりおろし，小麦粉と練って（好みの便の固さ），蒸すか炊くかして，それを食事前に喰べさせる．消化しにくいため，そのままの固さで排泄され下痢が治ります．母乳の場合には特に制限不要ですが，母親自身の食事にも配慮するよう指導しています．乳糖不耐症も時にありますが，実際に乳糖分解酵素剤を処方したり，乳糖除去乳や大豆乳を紹介する程度です．

Teaching Point　下痢がひどいときは，薬剤服用の有無を必ず尋ねる．便培養，便性検査を行い全身管理に配慮する．

嘔吐の鑑別

- 他の症状（発熱，下痢，腹痛，咳嗽，頭痛など）を伴っているか，食事との関連性や頭部打撲の既往があるかどうかを確認しておく必要がある．
- 突然の嘔吐での受診が多いが，地域での流行性疾患（ロタ，ノロウイルスなど）の有無も把握しておく必要がある．
- 腹部はていねいな触診が必要で，時間をおいて触診を反復することでより診断が可能になることもあるため，必要があれば繰り返し触診することが重要である．
- 項部硬直など髄膜刺激症状は必ずチェックしておくことが重要であり，ハッキリしない場合は輸液を行って再検するなどの工夫が必要である．
- 嘔吐，腹痛が認められる場合は検尿検査および便の色，性状を確認することも忘れてはならないし，可能な限り，超音波検査を施行したほうがよい．
- 腹部打撲（閉鎖性腹部外傷）で実質臓器損傷がある場合には嘔吐は必発する．特に膵臓や十二指腸損傷では他の肝臓・腎臓・脾臓損傷と異なり，受傷直後ではなく，数時間後からの嘔吐が特徴である．
- 時に心理的な背景で嘔吐が見られることがあるが，ストレスを感じている場面やストレスを受けている人の前で起こりやすい特徴があるため，その特徴を把握する必要がある．
- 反復する嘔吐（および腹痛）の場合，腸回転異常症，胆管拡張症，間歇性水腎症など先天性疾患のことがあり，自家中毒や周期性嘔吐症，腸重積など診断治療されていることも多いため，既往歴にも注意を要する．
- 忘れてならないのは，嘔吐・腹痛で発症する心筋炎・心筋症の存在である．バイタルの変化に常に注意を払うことである．

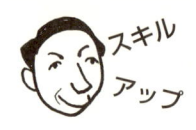

> **スキルアップ**
>
> **年齢によって多い代表的な嘔吐の原因疾患を教えてください.**
>
> 年齢別原因の特徴は,早期乳児期では単なる溢乳や飲ませすぎ(過量哺乳症候群)が多く,尿路感染症,肥厚性幽門狭窄症,胃食道逆流症,噴門弛緩症,代謝性疾患などがあります.中期〜晩期乳児では胃腸炎によるものや咳込み嘔吐が多く,腸重積症,ヘルニア嵌頓,食物アレルギーなどの他にも,まれに腸回転異常症,食道裂孔ヘルニアなど腹部の先天性疾患での嘔吐がみられます.幼児になると胃腸炎が多いですが,慢性便秘,周期性嘔吐症,ケトン血性嘔吐症,虫垂炎や稀に前述の先天性腸疾患や胆管拡張症,間歇性水腎症なども経験されます.学童以降になると胃腸炎や虫垂炎以外にも慢性炎症性腸疾患,胃・十二指腸潰瘍,ストレスによる心因性嘔吐,膵炎,胆嚢炎・胆石症,肝炎などの多彩な疾患がみられるようになります.年齢に関与しないものとしては髄膜炎,心筋炎,頭部外傷,脳腫瘍,薬物中毒などといえるかもしれません.

発作性嘔吐・腹痛の鑑別疾患

疾患 特徴	腸重積症	感染性 胃腸炎	ケトン 血性嘔吐	周期性 嘔吐症	腸回転 異常症	間歇性 水腎症
好発年齢	0～3歳 (特に1歳 前後)	0～10歳 (特に3歳 以下)	1～6歳	5～6歳	0～10歳 (特に5～8歳)	0～10歳頃 (特に3～5歳)
性差	特になし	特になし	やや男児に 多い	男児に多 い	特になし	特になし (やや男児 に多い?)
吐物性状	食物残渣 胃液様が 多い	食物残渣 胃液様が 多い	胆汁が混じ ることもあ る	胆汁が混 じること もある	胆汁嘔吐も 多い	胃液様が多 い
血液・尿 所見	特になし	程度で 種々の異 常あり	低血糖・ア シドーシス を伴う	低血糖は 伴わない	尿ケトン陽 性	発作時のみ 尿潜血陽性
画像所見	腹部単純 X線写真： 異常なし が多い 超音波検 査： target or pseudokid- ney sign 陽性	腹部単純 X線写真： 大小不揃 いのニボ ー形成 超音波検 査：腸管 粘膜浮 腫，腸液 貯留など	腹部単純 X線写真： 異常なしが 多い 超音波検 査：正常	腹部単純 X線写真： 正常 超音波検 査：正常	腹部単純X 線写真：イ レウスパ ターン 超音波検 査：上腸管 膜動脈走行 異常 上部消化管 造影異常	腹部単純 X線写真： 正常 超音波検 査：発作時 腎盂拡張像 発作時腎盂 造影：異常
誘因	特になし 感冒の報 告あり	種々の病 原体感染	長時間飢 餓・軽症頭 部打撲	ストレス	摂食異常， 感冒， その他	感冒， その他
その他	太った子 に多い	非発作性 発熱あり	非発作性が 多い	ひとりっ 子 長男	胴が短い	やや小柄

(市川光太郎：診療の秘訣. *Modern Physician* **19**：88, 1999 より改変)

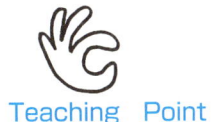

> **Teaching Point**
>
> 嘔吐で顔色不良を伴っている場合は，積極的に輸液を行い，原因検索を行うために院内観察をしたほうがよい．腸炎の嘔吐にはアタラックスP®の点滴が有用である．

血　便

- 血便の中で最も多いのは裂肛であり，その特徴は排便後に鮮血が滴下したり，ティッシュに付いたりすることである．全身状態が良いことも特徴といえるし，排便痛の存在（ない場合もあるが）も見逃せない．
- 頻度的には細菌性腸炎（食中毒を含む）が最も多いが，実際には便と血液が混じり合っており，汚い血便といえる．本疾患の場合には発熱や腹痛，下痢便を伴っていることが多いことも特徴的である．腸管出血性大腸菌感染症の場合は血液そのものが排泄されることも多い．
- 腸重積はイチゴジャム様であり，メッケル憩室の血便はブルーベリージャム様であることは知っておく必要がある．
- 炎症性腸疾患の場合も汚い血便と下痢が特徴であり，微熱や持続する腹痛，体重減少，年齢などで推察していく必要がある．
- 全身状態が変化しない継続的な血便は，直腸〜結腸ポリープの存在も疑う必要がある．ポリープの血便も排便後に血液を混じる形です．
- 生後1〜3ヵ月児の母乳栄養児では治療の対象にならない母乳性血便症が経験されるが，この際は，全く他の臨床症状が何もないことと，糸くずのような血液が便に混じるというか，乗っている感じの特徴があることを知っておく．

スキルアップ

① 本当に血便なのか，どのようにして確かめますか？
② 血便を示す頻度別，重症別の疾患を加えてください（できれば年齢ごとに）．
③ 便を確かめることの重要性（必要あれば浣腸をする）を教えてください．

　本当に血便なのか，食餌性のものか否かは，医療者としては便をみればわかるため，動揺した家族であっても便を持参させることが肝要となります．もしも識別が付きにくければ潜血反応のチェックが有用でしょう．

　血便の年齢別疾患頻度は乳児早期では裂肛，母乳性血便症，乳児期後半になると腸重積症，細菌性腸炎，裂肛の順でしょう．幼児期〜学童低学年までは，細菌性腸炎が最も多く，腸重積，メッケル憩室炎，大腸ポリープなどですが，時に上部消化管疾患や鼻出血があります．高学年では慢性炎症性腸疾患（潰瘍性大腸炎，クローン病），消化性潰瘍，細菌性腸炎が最も頻度が高いです．

　便の確認はとても重要であり，虫垂炎が否定できれば，積極的に浣腸して，便を観察することと，排便後の臨床症状と身体的所見を評価すべきです．

　便の持参がなく，血便の訴えがある場合には，浣腸して便を確認（潜血反応含めて）することは不可欠です．

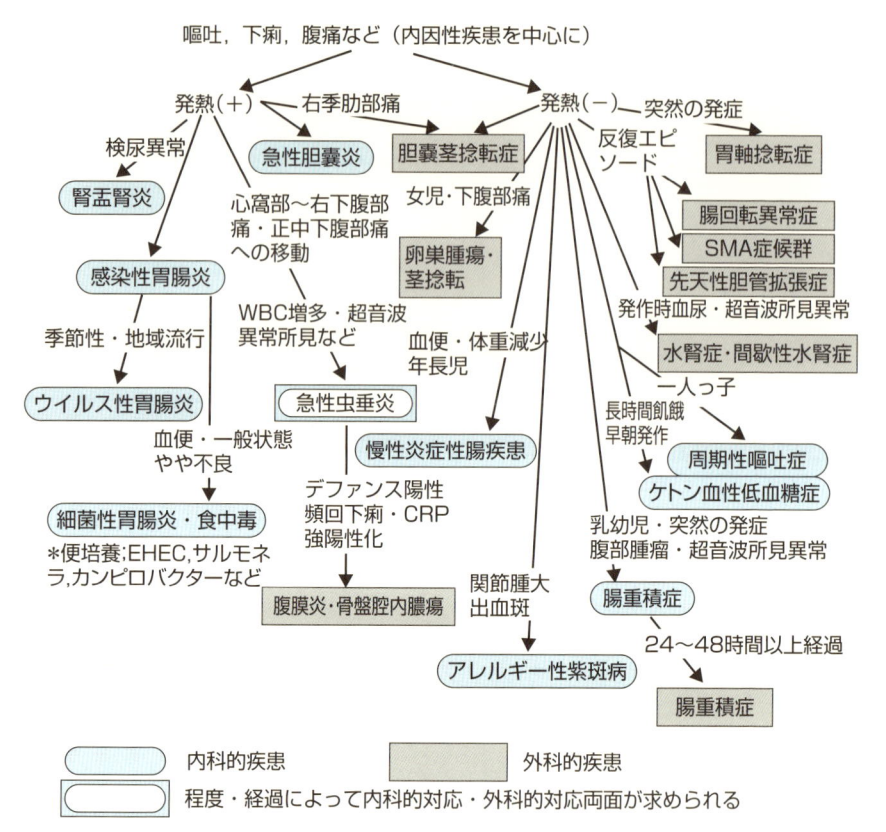

1章 小児救急の Teaching Point

消化器症状による主な疾患鑑別

嘔吐，下痢，腹痛など（内因性疾患を中心に）

- 発熱(+)
  - 検尿異常 → 腎盂腎炎
  - 右季肋部痛 → 急性胆嚢炎
  - 感染性胃腸炎
    - 季節性・地域流行 → ウイルス性胃腸炎
    - 血便・一般状態やや不良 → 細菌性胃腸炎・食中毒
      *便培養：EHEC, サルモネラ, カンピロバクターなど
  - 心窩部～右下腹部痛・正中下腹部痛への移動
    - WBC増多・超音波異常所見など → 急性虫垂炎
- 胆嚢茎捻転症
- 発熱(−)
  - 女児・下腹部痛 → 卵巣腫瘍・茎捻転
  - 血便・体重減少 年長児 → 慢性炎症性腸疾患
    - デファンス陽性 頻回下痢・CRP 強陽性化 → 腹膜炎・骨盤腔内膿瘍
  - 関節腫大 出血斑 → アレルギー性紫斑病
- 突然の発症 → 胃軸捻転症
- 反復エピソード
  - 腸回転異常症
  - SMA症候群
  - 先天性胆管拡張症
  - 発作時血尿・超音波所見異常 → 水腎症・間歇性水腎症
  - 一人っ子 / 長時間飢餓 早朝発作 → 周期性嘔吐症 / ケトン血性低血糖症
  - 乳幼児・突然の発症 腹部腫瘤・超音波所見異常 → 腸重積症
    - 24〜48時間以上経過 → 腸重積症

内科的疾患／外科的疾患／程度・経過によって内科的対応・外科的対応両面が求められる

SMA：Supra-mesentenic artery　上腸間膜動脈
EHEC：enterohemorhagic *Escherichia colli*　腸管出血性大腸菌

Teaching Point

血便が認められたら，腹部超音波検査で大まかな疾患のルールアウトをすべき．腸重積以外は輸液で一晩観察可能である．

髄膜炎の診断

- 無菌性髄膜炎では地域での流行を把握しておく必要がある．一般的に夏風邪罹患は3～4日目に頭痛，嘔吐，発熱で発症することが多い．生後3ヵ月未満児では髄液検査を行わないと臨床症状では識別できないことを認識しておくべきであるし，年長児と異なり，年中，経験される．
- 無菌性髄膜炎の場合，発熱，頭痛は必発であるが，嘔吐は個体差があり，項部硬直も個体差が強いと考えられる．迷う症例は1～2時間，100 ml/時くらい輸液を行うことで項部硬直が明確になったり，かえって嘔吐が見られたりするため，輸液を行っての観察再検が望ましい．
- ムンプスは高率に無菌性髄膜炎を起こすが，実際に耳下腺腫脹を認める前に髄膜炎症状が出ることがあることも知っておく必要がある．
- 川崎病の場合にも時に髄膜炎症状が先行することがあることも知っておくべきである．
- 細菌性髄膜炎は全身状態の悪さで予測が付くことも多いが，実際には発熱早期の場合には幼弱乳児ほど髄液所見，炎症反応など動いていないことがあるため，注意が必要である．
- 髄膜炎を疑った場合には無菌性髄膜炎であっても，髄液検査の前に頭部CT検査を行っておくことが望ましい．

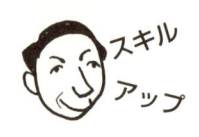

1章 小児救急の Teaching Point

スキルアップ

髄膜炎の季節による変動はありますか？

　季節による変動は細菌性髄膜炎では特に感じられませんが，無菌性髄膜炎では圧倒的に夏期に多い疾患です．

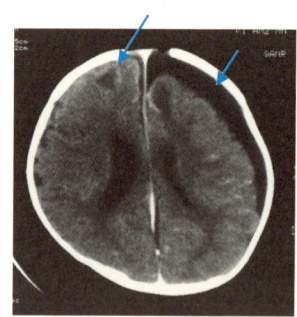

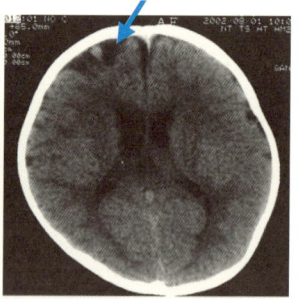

入院2週目　　　　　入院9ヵ月目
　　　　　　　　特に後遺症なく発達良好

Hib 髄膜炎の経時的 CT 変化
Hib：*Hemophilus influenzae* type b

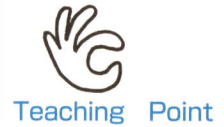

Teaching Point

インフルエンザ桿菌による細菌性髄膜炎が少なくないため，乳幼児の場合，安易に無菌性髄膜炎と診断しないことが重要．無菌性髄膜炎の初期は診断に苦慮するが，1～2時間大量輸液を行って再診すると項部硬直が出現してわかりやすい．嘔吐を認めない髄膜炎もあるので注意が必要．

歩行困難・跛行

- 単純性股関節炎が最も頻度が高く，4，5 歳～10 歳過ぎまで経験される．特に何ら誘因なく発症してくる場合が多く，遠足や習いごとなど負荷が急にかかった場合も経験される．診断は股関節の開排制限と超音波検査での股関節間隙の拡大で可能である．
- 時に腸腰筋膿瘍があるので，股関節が正常の場合には腹部画像検査が必要となる．腸腰筋膿瘍時は患側下肢を屈曲，外旋させ，踵を着けずに腰を曲げて患側下肢をかばうように歩く特徴がある．
- Pertes 病も時に経験されるが，単純性股関節炎として牽引などによる治療に反応しない場合，MRI で診断されることもある．
- 感染性そけい部リンパ節炎では腫脹，疼痛のために跛行が出現することもよく経験される．
- 低年齢の幼児の場合，筋ジストロフィー症の初発症状としての跛行が経験されるので，注意が必要である．ふくらはぎの仮性肥大などに注意する．また，肝機能障害などから同疾患が判明することもある．
- 転びやすい子どもは扁平足が原因の場合が少なくなく，最近増加しているので，扁平足を念頭に置く．扁平足の治療は矯正の足底板を作成して靴を履かせて良く歩かせることである．

> **スキルアップ**
>
> **成長痛について解説をお願いします.**
>
> 　成長痛は，医療側にとってもとても便利で，家族の納得も得やすい用語であるため，汎用されている感があります．実際には3,4歳～10歳くらいまでにみられますが，本人しかわからない痛みであり，器質的なものがないことが特徴です．実際には夜間に訴えることが多い点と，痛みの訴えの程度の割には翌朝は何事もなく歩いたりできることが最も特徴といえます．

1章 小児救急の Teaching Point

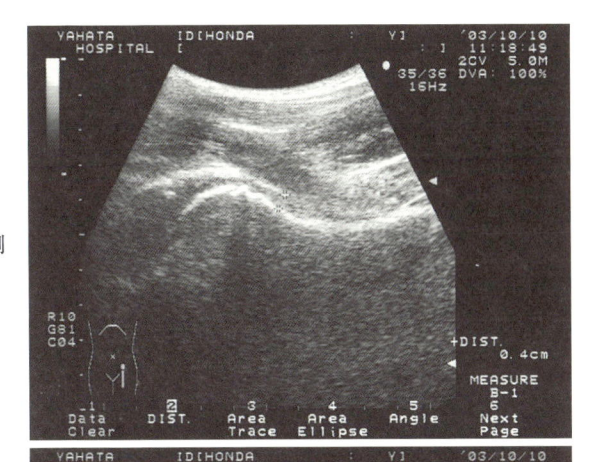

健側

患側

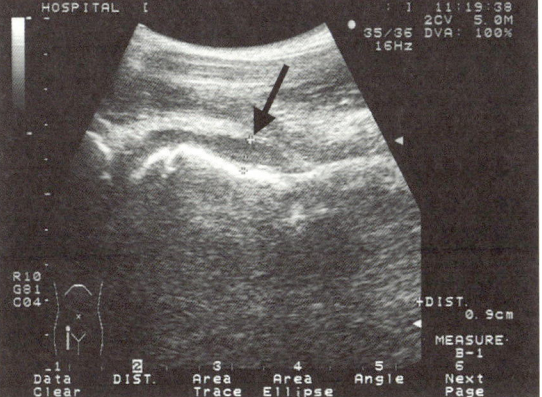

単純性股関節炎の超音波所見
股関節間隙の拡大（下図矢印）

Teaching Point	単純性股関節炎では，股関節痛，大腿痛，跛行，歩けないなどを主訴に来院し，局所の腫脹，熱発などを認めず，開排制限を認めるのが特徴である．

61

頻　尿

- 幼児における頻尿（5〜10分おきなど）はその多くが心因性の反応であることがほとんどであり，3〜5歳に好発して見られる．この症状の特徴は覚醒時のみ頻尿であり，心因性の診断のためには夜尿がないこと，検尿異常がないことを確認する必要がある．
- 心因性による症状であることの説明は救急現場ではなかなか難しく，そのような場合も考えられるとか，そんな疑いがあると言った程度の説明が望ましい．医療側から高圧的に心因的なものと決めつけるような言い方をしないことが重要である．
- 母親の育児姿勢の変化や母子関係の変化など家庭環境の変化を把握するように努める．
- 尿路感染症の症状としての頻尿は年長児で，かつ初発時に訴えが多く，反復症例ではあまり頻尿や排尿痛の訴えがないことに注意する．
- 尿路感染症が診断された場合には必ず，尿路奇形の精査のためにVCG（Voiding cystourethrogram，逆行性膀胱造影）などを行う必要性を説明する．

脱水症の症状と重症度分類と比較

症状	軽症	中等症	重症
体重減少	4〜5％以下	6〜9％	10％以上
水分喪失量（/kg）	40〜50 ml	60〜90 ml	100〜110 ml
症状・状態			
（乳幼児）	口渇，過敏，落ち着かない	口渇，過敏，易刺激性，興奮，嗜眠，無反応	グッタリ，傾眠，冷や汗，チアノーゼ，けいれん，昏睡
（年長児）	口渇，過敏，落ち着かない	口渇，過敏，元気なし，低血圧	不穏，四肢冷汗，チアノーゼ，けいれん
身体所見			
脈拍	触知，正常律	微弱，頻脈	微弱，触知不能
呼吸	正常	深，促迫	深，促迫
大泉門	正常	陥没	著明に陥没
収縮期血圧	正常	正常〜低下	低下，測定不能
皮膚緊張	正常	低下	低下著明
眼球	正常	くぼむ	著明にくぼむ
涙	あり	ほとんど出ない	なし
口腔粘膜	湿潤	乾燥気味	著明に乾燥
尿量	正常	乏尿	無尿に近い

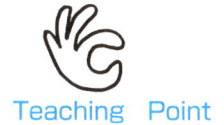

> **Teaching Point**
> 救急外来でもある程度時間をかけても検尿を行っておいたほうがよく，難しい場合は翌日の再来を促しておく．何らかの検尿異常を認めたら，必ず超音波検査を行うべきである．

けいれんの対応

- 熱性けいれんはその多くは発熱24時間以内に発症する（1歳未満では少し24時間以降のけいれん発現が多くなる）ことから，24時間以降にけいれんが起こった場合には安易に熱性けいれんと診断せずに精査が必要である．
- 年齢（1歳未満，6歳以上），持続時間（15分間以上），けいれんの型（片側性，部分発作），けいれん回数（1日2回以上，年に5回以上，全経過で10回以上），発熱の程度（38℃未満），発達などに問題がある場合には単純型熱性けいれんと言えず，精査すべきである．
- 1歳未満児は上記の異常を認めない場合でも中枢神経感染症の確率が高くなるため，髄液検査を行うべきである．
- 頭部CT検査は年長児や上記異常を認める場合には積極的に行うべきと考えられる．
- 嘔吐下痢に伴うけいれんの場合にはフェノバール坐薬（10 mg/kg）やテグレトール（5〜10 mg/kg）の注入などを第一選択剤として治療を行うが，入院後なども反復けいれんを起こすことがあるため，その旨説明しておくほうがよい．
- 無熱性けいれんを認めた場合には，中毒物摂取（銀杏など）や低血糖，低カルシウム血症や脳血管障害，脳腫瘍なども考慮して血液検査，頭部CT検査を行うべきである．
- 時にヒステリー発作などによる偽性けいれんも経験されるため，年長児で意識が明白かつ反復するけいれんの場合には視野精査なども行わなければならない．

1章　小児救急の Teaching Point

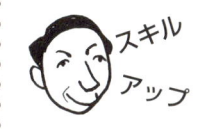

スキルアップ

①けいれん後の予防接種をする時期など教えてください．
②精査する場合，脳波など具体的に示してください．

単純型熱性けいれんらしからぬ症状を認める際には脳波，頭部CT，発達テストなどの精査をすべきです．

けいれん後の予防接種は，①単純型熱性けいれんでは1ヵ月以上けいれんがない児，②複合型熱性けいれん（前述単純型といえない熱性けいれん群）では最終発作から3ヵ月以上経過しての接種が望ましい．③初回のけいれん発作の場合にはてんかんなどの鑑別のために2～3ヵ月の観察期間をおいた後に接種することが望ましい，となっています．④てんかん児は3ヵ月以上けいれんがなく，コントロール良好の状態と判断される児ですが，実際には小児神経専門医の診断助言があれば接種可能です．

いずれにせよ，熱性けいれんにおいては1ヵ月間の観察後早期に接種することを勧めたほうがよいでしょう．つまり，ダイアップ坐薬など予防方法が確立されたことから，発熱しやすい予防接種と発熱しない予防接種があることも含めて，その接種順を説明してあげることが重要です．

1. 年齢1歳未満（特に半年未満），6歳以上
2. けいれん持続時間が15分間以上
3. 同日2回以上の反復，年5回以上の反復
4. 38℃未満の体温でのけいれん発作
5. 片側性のけいれんまたはけいれん後の麻痺の発現
6. 精神運動発達の遅れを認める症例

（熱性けいれん時の注意点）
＊抗けいれん薬の予防的使用後のけいれん発作も反復因子として対応すべきである．
＊意識回復が悪い場合，短時間でのけいれん頻発，1歳未満児の場合は髄膜炎など中枢神経系感染症の頻度が高くなるため，常に精査を要する．
＊けいれん直後の血糖が高値の場合，脳障害時のカテコラミンサージによる高血糖の発現と考えられ，脳ダメージが強いと推測される．
＊逆に低血糖時には代謝性疾患など基礎疾患の有無が重要となる．

熱性けいれんの反復因子

Teaching Point　1歳未満の熱性けいれんでは細菌性髄膜炎の鑑別が最も重要であり，極力，髄液検査を行うべきである．

じんま疹・発疹

- じんま疹は特定の原因食物を推定できないことが多く，実際には原因不明と説明せざるを得ないが，暴飲暴食，下痢など消化不良を起こしていたり，体調を崩していることが多い点を強調すべきである．
- じんま疹は一般的に数週間の単位で寛解増悪を繰り返すことも強調しておくべきであり，数週間続く場合には肝機能検査などの必要性を説明しておく．
- じんま疹が出た場合には，消化の悪い食事をさけることを必ず説明しておく．
- 急性湿疹での救急受診は少ないが，発熱と発疹での救急受診はきわめて多く，その多くは薬疹を心配しての来院であるため，薬疹の可能性が低いと思われる場合にはていねいにその根拠を説明する必要がある（納得しないというよりも既に自主断薬していることが多いが）．
- 実際には不明発疹症，ウイルス性発疹症としか言えない原因が不詳の発疹が多いため，考えられる可能性を懇切ていねいに説明することが最も重要である．

1章　小児救急の Teaching Point

スキルアップ

① 予防的投与の条件は？　またその方法は．
② じんま疹は数週間続く場合アレルゲン検査は必要ですか．

　じんま疹のための予防的投与（抗アレルギー薬など）は一般的に行いませんが，発作時の対応として，セレスタミン®などの頓用はよく用いられます．
　じんま疹が数週間続くということだけでアレルゲン検査を行うことは通常行いませんが，家族の希望や，食物アレルギー，アトピー性皮膚炎，家族歴などがある場合には行うことが多いです．

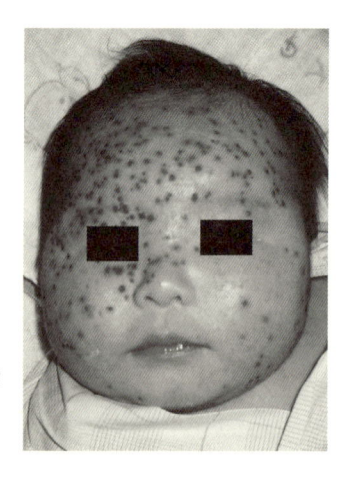

カポジ水痘様発疹症が強く疑われた
A 群溶連菌性膿痂疹の症例
（カラー写真は 74 ページ）

Teaching Point

発疹症の診断は，困難なことが多いため，安易に診断を特定せず，再受診を促し，セカンドオピニオンも求めるべきである．

急性虫垂炎

- ある程度の発症パターン（心窩部痛から始まり，微熱や嘔吐を認め，右下腹部に限局してくる）があることを知っておく必要がある．
- 痩せ体では圧痛を強く訴えるが，肥満体では圧痛を軽度に訴えることは認識しておくべきで肥満体ほど慎重な対応が必要である．
- 穿孔すると痛みが軽減すること，下痢が高頻度に始まること，超音波検査で確診しにくくなることも認識しておく．
- 左側臥位での圧痛の増強と下腹部正中の圧痛の存在は虫垂炎を強く疑わしめるが，カタラーリスでの手術回避と虫垂穿孔の回避が最も優先されるべきである．
- 超音波検査は放射線科専門医に委ねるべきであり，臨床症状と検査があわない場合には造影 CT 検査まで行い，手術時期の決定に努めるべきである．
- 実際に穿孔していると皮下膿瘍など合併症の頻度が高くなることは術前から説明しておく．

スキルアップ

①発症パターンですが，非定型的であるという意見も聞きますが，ご意見をお願いします．
②穿孔する頻度や発症から穿孔するまでの時間などを教えてください．

　発症パターンをある程度知っておくことの裏返しは典型的な症例は少なく，個々の症例でパターンが異なるということであり，そのパターンの一つにでも症状が重なる場合には虫垂炎を疑うことが重要です．スコア(下表)チェックも有用となります．
　穿孔の頻度と穿孔するまでの時間なども年齢でかなり違いが多く，その要素は複雑であり，一概にいえないのが現状です．5歳以下ではその過半数は穿孔して診断が付いており，逆に10歳代では穿孔の要素は本人のがまん強さや肥満度などで修飾されるため，身体所見が明確に得られない場合は画像診断を利用することが最も重要となります．
　穿孔の時期推定は難しいが，腹痛発現から3〜4日目が経験的に多い．経過中に腹痛の軽減，下痢の発症がみられた場合は，その時点が穿孔時期と考えられます．

Pediatric Appendicitis Score

● Anorexia（食欲不振）	1点
● Nausea/Vomiting（嘔気/嘔吐）	1点
● Migration of pain（移動する腹痛）	1点
● Fever＞38℃	1点
● Tenderness with cough, percussion, hopping（咳，打診，跳躍に伴う腹痛）	2点
● Right lower quadrant tenderness（右下腹部圧痛）	2点
● WBC＞10,000/mm^3	1点
● Polymorphonucleocytes＞75%（多核球増加）	1点

Samuel M：Journal of Pediatric Surgery，vol.37，2002 より引用

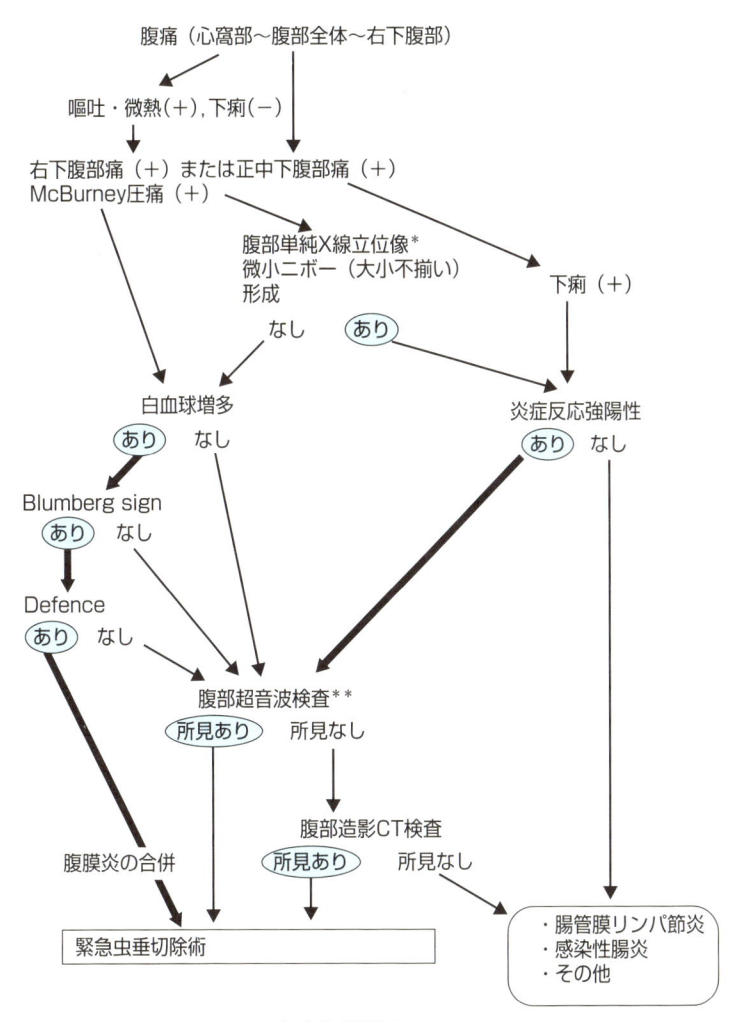

1章 小児救急の Teaching Point

```
腹痛（心窩部〜腹部全体〜右下腹部）
        ↓
嘔吐・微熱（＋），下痢（−）
        ↓
右下腹部痛（＋）または正中下腹部痛（＋）
McBurney圧痛（＋）
        ↓
    腹部単純X線立位像*
    微小ニボー（大小不揃い）形成
        なし / あり          下痢（＋）
        ↓                      ↓
    白血球増多           炎症反応強陽性
    あり / なし          あり / なし
     ↓
 Blumberg sign
  あり / なし
   ↓
 Defence
 あり / なし
   ↓                    ↓
             腹部超音波検査**
             所見あり / 所見なし
                            ↓
                    腹部造影CT検査
                    所見あり / 所見なし
   ↓ 腹膜炎の合併   ↓         ↓              ↓
   緊急虫垂切除術                    ・腸管膜リンパ節炎
                                    ・感染性腸炎
                                    ・その他
```

虫垂炎診断チャート

＊糞石が確認できたら，虫垂炎確診に近いため，手術の方向へ．
＊＊放射線科医による施行が望ましく，不在時は腹部造影CT検査を必ず施行する．

Teaching Point

虫垂炎の否定はとても勇気がいる（それだけ家族は腹痛＝虫垂炎と思い込んでいる）ため，慎重な診察，検査および観察が必要である．

溶連菌感染症

- 発熱や喉の痛みを強く訴えることが特徴的な臨床症状であるが，これらの症状が乏しい症例も少なくないことは認識しておく．
- 咽頭発赤が汚い（どぎつい）感じがあり，口蓋垂・口蓋弓から軟口蓋，硬口蓋にかけて赤みが拡がっている（朝日，夕日様に）ことが特徴である．
- 迅速診断キットがあれば積極的に行って診断を確定するように努めるべきであるが，偽陰性，偽陽性の確率は知っておくべきである．
- 2～3週後に急性糸球体腎炎の発症する危険性は説明し，可能な限り1, 2～3, 4週後に検尿を行うよう指導すべきである．
- 治療に関してはペニシリン製剤ではなくセフェム薬でも十分に治療可能であるが，問題は確実に服用できる薬剤を投与することである．

スキルアップ

リウマチ熱（合併症）と抗菌薬の投与期間を教えてください．

リウマチ熱は米国においても1980年代以降，0.5/100,000の頻度と著減しているのが現状であり，ほとんど遭遇しなくなりました．

抗菌薬の投与はペニシリン剤の原則10日間ですが，治療失敗の一因に口腔内常在菌などのβラクタマーゼ産生菌による抗菌薬の失活が言われ，エステル結合の新経口セフェム薬を勧めるグループもいますが，投与期間に関しては5日間程度の短くてもよいと言われるものの明確なデータは示されていません．

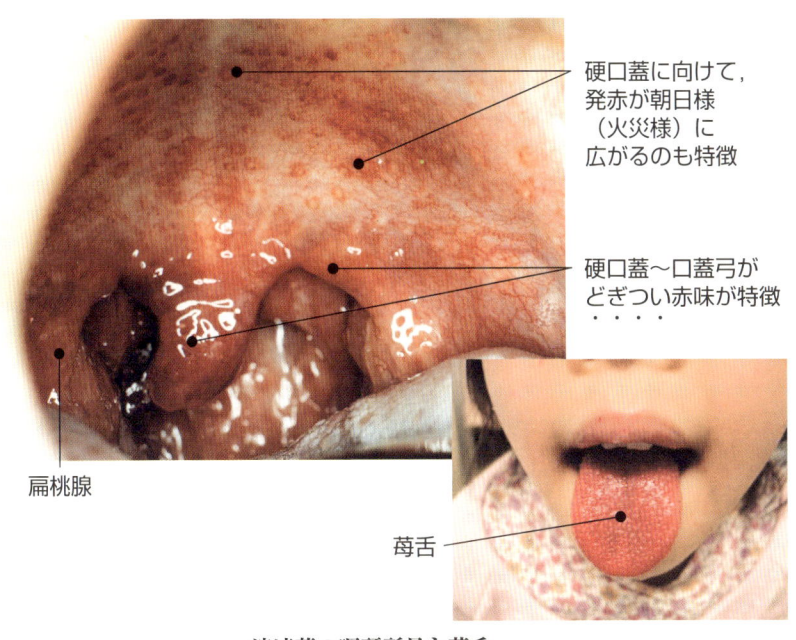

1章 小児救急の Teaching Point

硬口蓋に向けて，発赤が朝日様（火災様）に広がるのも特徴

硬口蓋〜口蓋弓がどぎつい赤味が特徴
・・・・

扁桃腺

苺舌

溶連菌の咽頭所見と苺舌

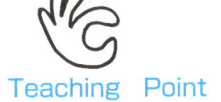

Teaching Point

・喉を痛がる（咽頭痛）症例は，熱の有無に関わらず，第一に溶連菌感染症を疑うべきである．
・迅速診断キット（感度 90%，特異度 95%）を有効に用いて，抗菌薬の適否を判断すべきである．

73

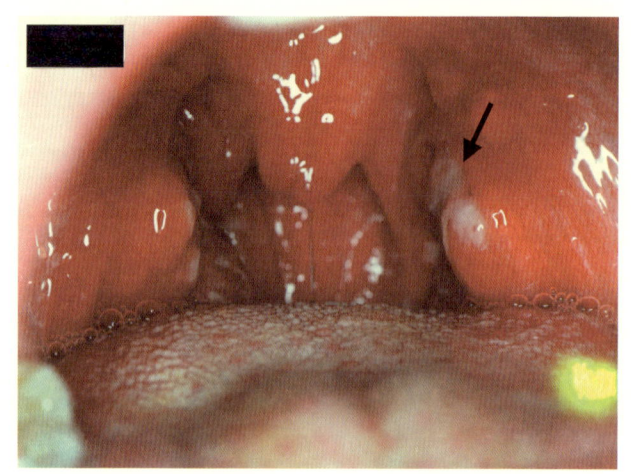

1章　小児救急の Teaching Point

Adeno virus type 7 感染症
9歳5ヵ月　女児
〔本書 28 ページ参照〕

扁桃の白苔（矢印）が特徴的

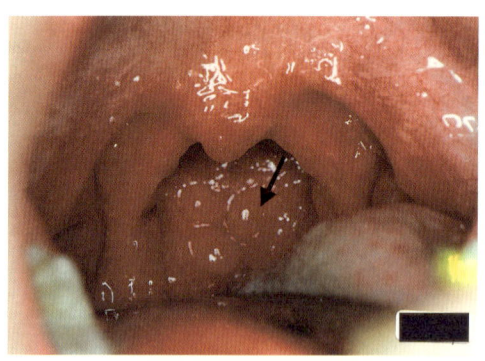

発熱2日目の咽頭所見
咽頭後壁のイクラ様腫脹（矢印）が特徴的
（佐久間孝久氏提供）
〔本書 30 ページ参照〕

眼球結膜の充血

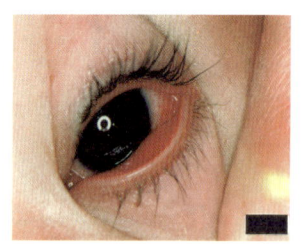

Adeno virus type 7　感染症
2歳10ヵ月，女児（佐久間孝久氏提供）

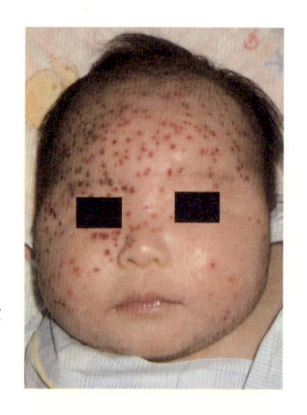

カポジ水痘様発疹症が強く疑われたA群溶連菌性膿痂疹の症例
〔本書 68 ページ参照〕

> **スキルアップ**

市川先生の病院・小児救急センターの特徴を教えてください．

私の病院には次のような特徴があります．
①同じ施設内で初期から高次医療まで24時間365日対応が可能です
②小児内科的疾患から境界疾患（事故外傷，外科的・脳外科的疾患など）まで小児科医の対応を原則とし，その後に必要時いつでも専門医にコンサルト可能である
③初期救急医療をベテラン医（上級医）が主に対応し，多くの軽症疾患に隠れる，わずかな重症疾患の見逃しを少なくしている
④夜間でも小児科医の3人当直体制であるために初期治療から高次医療まで相談して行える
⑤外部からの応援医師がなく，病院内の小児科医同士のため，治療方針にばらつきがなく，よりよいチーム医療ができる
⑥診察小児科医が心配な症例，家族の不安が強い症例は，朝まで空白時間なしで観察し，よりベテラン医の判断を仰ぐことが可能な体制である

以上のような複数当直体制で，当直医の小児救急に対する医療技術の向上と，一人当直に見られるような精神的重圧感の軽減が可能となっています．

2章 小児救急スキルアップ

　子どもたちの健全育成を最終目的とする小児総合診療の一環として，小児救急医療を理解することで，「小児救急医療は難しい」ということを実感すると同時に，小児救急医療の専門性が培われるものと思われる．しかし，全く歯が立たない「難しさ」ではなく，侮れない「難しさ」であることもよく理解されると思う．

小児救急は難しい

　救急医療関係者を中心に医療界では，小児救急医療は長年，時間外診療の延長，軽症が多いなどと評されてきた経緯がある．その形容からは小児救急医療は「医師であれば誰にでも診療可能で，特別な施設も要さない」との意味合いが伝わってくる．事実，1997年（平成9年）当時の厚生省が行った救急医療検討委員会報告書では，小児救急医療は二次救急医療の拡充が先決であり，初期救急医療は地域の全医師の責任で十分に確保されていると述べられている．初期救急医療を含めた小児救急医療が問題視され始めた時期での答申内容であり，いかに当時の救急医療関係者が小児救急医療を軽視していたかの裏返しと言える．このような医療界の体質が小児救急医療の充実を妨げてきたことは事実であるが，大きな原因として小児科医自身が小児救急医療の重要性・専門性に目を向けず，小児総合診療の一環としての小児救急医療を育てなかったことも考えられる．確かに少子化時代となり，育児不安の増加した保護者からの問題提起はさらに小児救急医療を社会問題化し，その専門性への要望を強めたことも事実である．

　小児医療には成人とはずいぶん趣の異なる特徴があるのは周知の事実であるが，その特徴を考えてみると，

1）子どもたちが発達過程にありその年齢幅以上に，発達による特徴差が大きい
2）子どもたち一人一人がその発達に個人差があり，年齢のみでは発達の程度が決定できない
3）年齢に特徴的な疾患群があるものの年齢幅により疾患群の多様性が大きい
4）危急疾患の罹患が自己主張のできない3～4歳以下の乳幼児に好発する
5）主訴・病状がわかりにくい
6）病勢進行が早く重症化の予知が困難である
7）重症疾患でもその臨床症状が乏しく綿密な経過観察が必要である
8）家庭環境・家族の性格などによる訴えの多様性がきわめて強い
9）家族の不安・心配度の違いで子どもの症状が異なってしまう

10）母子・親子関係や家庭環境をも考慮した総合的な対応が必要である
11）子どもたち自身の診療への非協力的な姿勢が根本的にある
12）身体の大きさから手技的な難しさが存在する
13）救急医療現場における家族との信頼関係構築が難しい

などがあげられる．なぜ，「小児救急は難しいのか」の理由としては以上のような，小児医療の特徴的要素があるためと考えられ，これらを認識して診療することが「難しさ」を必要以上に増幅しないコツといえよう．逆に言えば，これらのことを常に考慮して対応することこそ小児救急医療の専門性を高め，かつ「小児救急医療は難しい」という事実を軽減することとなると考えられる．

保護者は千差万別

　小児医療に限らず，医療の本質の１つに家族との信頼関係の構築が求められているのは周知のことである．しかし，こと小児救急医療に関してはその信頼関係の構築が難しいことも事実である．その理由は多くの小児救急症例において，家族・保護者が患児の症状を代弁することにあり，患児自身の意志ではなく，家族・保護者の意志で受療行動が行われ，その症状からの不安や疾病予測を持っていると言え，その家族・保護者の不安・心配の度合いや局面がきわめて多種多様である．

　このことから個々の家族により，同じ疾患の同じ重症度であっても純医学的に同じ対応ができないことが多く，社会医学的観点がその対応に深く求められることである．さらに，保護者の受療行動における納得できる，満足する到達点が同じ疾患，同じ重症度でも全く異なるということである．また，家族・保護者が複数名であり，その満足度の到達点が個々に異なるということも複雑化させている因子の１つと言えよう．また，症状を緩和する家庭での応急処置や工夫などを全く行おうとしない家族・保護者，あるいはそれどころか，日頃とどう違うかの判断さえもせずに受診する家族・保護者が増えているのも事実であり，彼らが小児救急医療を混乱させている部分も否めない事実である．

　確かに医療者でなくては判断できない点が多いと思われるが，健全生活を心がけていた生活における疾病罹患ではなく，大人の生活時間と大

人の都合を優先した生活姿勢の中で育児を行うがゆえの疾病罹患の患児が増加していることも事実である．このように子どもの健全育成についての意識が欠落ないし不足している家族は，場当たり的な心配での受診が多く，対応に苦慮することも事実である．そのような家族・保護者への意見・教育・啓発も小児科医の，小児救急医の１つの役割となりつつある．

しかし，このような接遇は救急医療現場では医療者・家族との間の関係形成にきわめてエネルギーを要するために，ほとんど受療者側（家族・保護者）の希望通りに対応せざるを得ないのが現状である．このことは小児救急医の精神的負担がきわめて大きく，いわゆる「燃え尽き」を起こしやすく，小児救急医療現場を回避したり，救急医療から手を引く原動力となっている可能性も高い．

> スキルアップ

燃え尽き防止

燃え尽きを防止するために，医師，看護師，ソーシャルワーカーなどのチームワークで役割分担するシステム作りが大切なことではないかと考えますが，先生のご意見を教えてください．

　わが国の医療環境自体の未発達により，あるいは医療者の慣習的パターナリズムの温存により，医師が医療行為からその周辺行為まで全権を任されているのが，未だに多くの施設の状況でしょう．すなわち，コメディカルの専門性の未発達をはじめとして，総合医療，チーム医療，分担医療が行われていない状況であり，その最たる部署が小児救急医療現場ともいえます．結局は医師が純然たる医療行為のみに専念できずに燃え尽きを起こしやすいと言え，今後，保育士，心理士，児童福祉司など小児保健医療関係職種の導入を小児救急医療現場に図り，チーム医療を行っていくことが重要になると思います．

熱恐怖症という親の病気

　発熱に対する不安は小児医療を行っていると，家族にとっていかに強いものかということは嫌というほど知らされるのが現実である．そこには熱の原因が何であるかが親にとっては皆目見当がつかないという事実があり，加えて熱のみの症状が誇張された形で死亡や脳障害など不幸な症例が「熱でやられた」と言い伝えられてきたという背景があると思われる．日本人の気質に結果を重要視し，そのプロセスを余り重要視しないというところがあるため，発熱の病態が正確かつ広く一般的な家庭看護の知識として浸透しなかったと予測される．

　このために日本のほとんどの親が熱恐怖症といえるほど高熱に対する恐怖の念があるものと考えられる．逆に小児科医は経験を積むほどに子どもたちが熱に対してきわめて強いということを実感するわけで，親の熱に対する不安の訴えにまるで鬼の首を取ったかのように，小児科医は「この程度の熱は大丈夫」と言い放つ習癖が小児科医として実働するほどに小児科医全員に自然に染み付いていく気がしている．実際に友人の他科医たちはわが子の発熱に医療者なのに一般の親同様の心配をして相談に来るのが常である．看護師でも同様であることを考えれば，小児科医だけが子どもの発熱に鈍感になっている部分があるのかもしれない．

　しかし，いずれにせよ，日本の多くの親が熱恐怖症であることには違いがない．実際に熱恐怖症の強い親ほど熱以外の症状を見ていない事実があり，発熱の度数だけを気にしているという現象がある．このような親の場合には熱恐怖症という親の病気と言えるかもしれない．しかし，現実的にはここに問題点があると考えられ，小児科医がついつい無頓着に口を滑らし，親との感情が行き違うことが起こってしまうものと考えられる．なぜ心配なのかを尋ねることが重要で，頭ごなしに単に医学的な理由だけで大丈夫と言ってはいけない．心配な理由がそれなりにあることを察してあげて，説明すべきであり，その理由には一定の同意を示してあげることが最も大切である．

　多くの場合はその理由を誤って（歪められて）伝え聞いたり，理解していることが多いのも特徴である．実際に観察ポイントを発熱度のみにしていることが多いので，理由を尋ねて，それに沿ってそういう場合に

は熱以外にも特定の症状があることを説明して，子どもの症状と照らし合わせて，心配する必要がないことをていねいに説明することが重要である．そうでないと親の診察に対する満足度は得られず，次々にドクターショッピングするだけになって，医療不信が募っていくだけである．即ち，ある意味での不要な受診を増やすことになると言え，そういう意味では不要な受診の増加の一端には医療側の責任もあると言えよう．

このように考えると救急医療現場ほどていねいな診療を行うことは重要な意義があると考えられ，そのように医療者自身が振る舞う習慣を持つべきとも言えよう．無知な子どもがすべての事象になぜ？　なぜ？と問いかけてくるのと同じであり，子どもと同じレベルで対応してうまく行くことはなく，噛み砕いて説明して納得させた経験は子を持つ親はすべて経験していること思われるが，熱恐怖症の親も裏を返せばこの子どもたちと同様と考えられ，決して，投げやりに答えてはならないと認識すべきであろう．

また，熱恐怖症の親は下がらないこと（平熱にならない）にもきわめて敏感であり，他の症状の推移は差し置いてでも，強い解熱薬を用いてでも下がることを求める傾向が強いことも事実である．このようなことが起これば子どもたちが最も被害を被ることになるわけであり，このことは小児科医の本分からはずれることとなる．以上を常に考慮して，ある意味で，患者は2人いると考えるべきであり，子どもの疾患の診断治療はもちろんのこと，親の性格に合わせての親への心理的治療をも求められていると言える．

親の熱に対する不安が強い場合の最も良いと考えられる対応法は，「診断した病気での一般的な発熱の推移は例えば39℃超える熱が最低でも3日間は続きますよ，でも，これとあれとができていれば心配する必要はありません．逆にこれこれの症状が出てきたら，夜間でも再度受診すべきです」と説明し，「他に心配なことはありませんか？」と付け加えると病的に熱恐怖症の親は必ず，「そんなに熱が続いても大丈夫なんですか？」と聞いてくる．その時点で，再度，医学的に心配となる症状を説明してしっかり観察するように伝えることで多くの熱恐怖症の親もある程度納得することが多い．どうしても説明してもダメな親がいるがこのような人たちは例外であり，輸液したり，採血したりして客観的に説明

> **スキルアップ**

発熱患者・家族への対応の Do's & Don'ts

Do's
1) 発熱を異様に心配している親にはその心配の理由があるため，その点を聴いてあげることが最も重要で，しなければならないことである．
2) 親の熱に対する不安の原因に一定の同意，理解を示してあげ，その後に医学的に不安のポイントの違いを説明してあげるべきである．
3) 診断した病気の自然歴から予想される有熱期間を説明し，再診の必要のある症状を説明してよく観察するように指導すべきである．

Don'ts
1) 十分な診療も行わず，親の言葉に連動して，「このくらいの発熱は大丈夫！」というような説明は絶対にしてはならない．
2) 親の不安の原因を聞こうともせず，状態が良いので心配いらないなど安易に聞き流してはいけない．
3) 疾患の背景や流れを説明せずに，単に熱は大丈夫の一点張りの説明は逆効果であり絶対にすべきではない．

するしかない場合もある．

興奮している親の場合

　救急外来に限らず，小児科を受診している親のほとんどがわが子が一番重症との感覚に陥っており，隣の子どもの状態を推し量る余裕はないと考えられる．それよりも隣の子どもの病気が染らないかを心配しているほうが多いのが現状と思われる．実際に小児救急外来ではその傾向はきわめて強くなっているのも事実である．このような親は1分でも早く診察を受けて「大丈夫ですよ」という言葉を聞きたがっていると言える．

その多くの親は救急施設での規則を守っているのが普通であるが，時に守ることのできない親がいるのも事実である．その比率は少ないもののこのような親はいわゆる一般的社会常識が通用しないことがほとんどであり，その対応はきわめて困難なことが多い．しかし，このような親の場合にはその理由は単純であることが多く，医療者側が一定の形で譲歩することで治まる場合が多いが，そのタイミングは難しく，医療者の心情を不安定にさせるのは事実である．ある意味で責任者が出て，理由を尋ねてあげる，文句を聴いてあげることが解決の一番の方法と思われる．しかし，実際にはそれでエスカレートしてしまうことも多々経験され，論外な要求を突きつけられる場合がある．難しい選択であるが，ベテラン看護師のうまい言葉さばきで難なく治まることも多いため，まずはそのような看護師がいる場合にはそのような対応を試してみることも一手ではある．

　いずれにせよ，誰が対応するにしても決めつけた対応はすべきではなく，興奮する理由が必ずあるはずで，その理由を探り，ある意味で相手の理由に一部同意して，そこをほぐしてあげることが興奮を早く冷ます秘訣である．負けるが勝ちではないが，理不尽な注文が多いけれどもいわゆる大人としての譲歩を見せてあげることがその場を収拾する結果となることが多い．

　また，社会常識的な一面が脱落しているのか，非常に攻撃的な親がいるのも事実であり，スタッフや事務など対応の揚げ足を取って，興奮する親がいる．このタイプが前述の親より頻度的には多いと思われる．しかし，この手の親のほとんどは，子どもが心配でしょうがないという思いがきわめて高まっていることが，前述の社会的常識のない親とは大きく異なる点である．このタイプの親は揚げ足部分を釈明しようとしても，全く聞き入れる気配はないことが普通である．逆にあっさりとこちらの非として謝罪し今後の接遇の糧にすると言い伝え，子どもの状態を心配してあげること，子どもの治療が一番であることを強調して話題を逸らすことが，何よりも興奮を静めることに役立つと思われる．

　いずれにせよ，興奮している際にはその理由をしっかり聞くことが一番であり，多くは一人ではなく複数の家族で来院していることが多いので，片方が興奮するともう一人は意外に冷静になっていることが多いた

め，冷静な親をキーパーソンとして上手に対応の前面に持ってくることがポイントになるであろう．

興奮している親のときこそ，子どもの診療はていねいに，正確にすべきであり，その点を注意して対応しないと問題がこじれやすくなることを認識している必要がある．いずれにせよ，医療側にとっては自己主張の強い，わがままな親は最も嫌な患者さんなのであるが，どこかで医療不信を募らせたのであろうと思い遣って，冷静に対応することが重要となる．この数年，医療不信が浸透してしまったのか，さほど興奮したように思えなくても後日になって，言いがかり的な文句を言ってくるケースが多くなったのも事実である．実際に診療がきちんとなされていれば，後日の文句は少ないものの，もしも，経過が見立てと少し異なっていたり，許される範囲での診断の違いにさえ，言いがかりが付いてくる時代である．確かに患者の権利が一方的に強くなり，医療側の事情はほとんど省みられないことは事実であるが，医療側はどのような状況下でも冷静な診療を心がけるべきである．

これらに対応するためには救急医療現場ではある意味で割り切って，対症療法に専念するしかないことも医療者にとっては仕方ないことかも知れない．

家族・保護者のパターン

家族・保護者のパターンを大別すると，
1）症状から不安が強いものの，いわゆる「感冒」など通常の軽症疾患を宣告してもらい，安心を得ようとするタイプ
2）一定の症状からやや重篤な疾患を通常に心配して，ある程度の検査を望むタイプ
3）一定の症状からきわめて稀有な疾患を過度に心配して，すべての検査を望むタイプ
4）発熱を過度に心配して早急に解熱を望み，経過はともかくその結果のみを求めるタイプ
5）自分たちの都合を優先して早く治すことのみ望み，特に輸液を信奉するタイプ
6）過小の心配がゆえに受診までに時間がかかってしまうタイプ

> スキルアップ

興奮している保護者への対応の Do's & Don'ts

Do's
1) 興奮している理由があるので，その理由を十分に聴いてあげることが対応の第一歩であるため，別の部屋などでゆっくり対応する必要がある．
2) 子どもの診療が一番であることをそれとなく伝えて，しっかり診察をすることを強調すべきである．
3) できるだけ冷静に対応することが基本であるが，必要な場合には興奮した理由の一部分には同意して，謝罪というか，今後は気を付けるなどと表明して，譲歩することが必要である．
4) 冷静な親をキーパーソンとして対応の窓口にするよう，医療側も冷静な態度を取る必要がある．

Don'ts
1) 興奮した理由も聞かずに，周囲に迷惑だと決めつけて対抗してはならない．
2) 相手の口車に乗って，医療者側も興奮してはならない．
3) 子どもの診療がないがしろになってはならず，親の態度で診療の質が変わるべきではない．
4) キーパーソンのみへの説明に集中して興奮している親を無視してはならない．
5) どのような状況下においても，決して感情的になって診療を行ってはならない．

7) 真摯にいつもと違う症状を心配して受診するタイプ
8) 喘息など基礎疾患が増悪するなど，家族の判断による受診希望で来院するタイプ

9）実際に地域の流行など確認して受診し，流行疾患などの鑑別を求めるタイプ

などであり，おのおのの家族・保護者の言い分を聞き分けてその対応をする必要がある．元々，小児医療が話せない，表現できない子どもたちの疾病を治療する医療ジャンルであり，弱者を助けるという意味合いの大きい診療科であることから，その対応はすべての家族の言い分をよく聞くことをよしとしていた．しかし，最近の家族・保護者の自己主張と自己権利意識の昂揚はきわめて大きく，医療側の言い分，医療側の裁量権が全く認めてもらえないということも少なくない．このことがよけいに「保護者は千差万別」という印象を強くしていることも否めない事実といえよう．

しかし，小児救急医療の大きな特徴の1つに子どもたちの苦しみをいくらかでも軽く，短くする，つまり，軽症で済ませる，重症化させない医療が求められるという一面がある．これに加えて，重症化の予知が困難，病勢進行が早いなどの小児危急疾患特有の特徴があることから，家族の心配を全く無視することは不可能であり，いかに家族の心配を受け止めて対応していくかが，現代の小児救急医療に求められているとも言える．

以上のことを踏まえて医療者は子どもたちの心身状態を中心として考え，かつ子どもたちへ最も適した医療を提供するための診療に真摯に専念することが，自ずと千差万別の家族・保護者に対応するためのコツと言える．決して高圧的な診療姿勢を取らないこと，「診てやる」意識ではなく，「診させてもらう」意識での診療に心がけることが，結局は子どもたちの健全育成の支援となることを信じて，その接遇・対応を行うべきである．

小児医療は救急医療である

小児医療全体の基礎は小児救急医療そのものであることも周知の事実であり，小児医療そのものがプライマリ・ケアに終始する点が強調されている．プライマリ・ケアそのものはまた，初期救急医療の多い小児救急医療そのものであることもよく知られた事実である．

小児のプライマリ・ケア

スキルアップ

プライマリ・ケアの現場では予防接種, 往診, 喘息, アレルギー疾患など慢性疾患の指導, 事故予防の啓発など救急以外の仕事もあると思いますが, 先生のお考えを教えてください.

　小児救急医療の連続性を考えるとその出発点は疾病事故の予防であり, そして家庭内応急処置, 正しい受診の仕方が救急医療施設での受療前における家族の養育の責務の一部分を占めていると言えます. そういう観点からは実際に予防接種そのものや接種後の急変, あるいは事故予防の注意や喘息などの慢性疾患の管理における注意点などにも, 救急医療現場であっても話題がいくでしょうし, そのようなポイントの指導も必要です.

　この連続性の充実のためには, いわゆる「かかりつけ医」である開業医と勤務医の連携, すなわち病診連携を日ごろから綿密に行っておくことも大切なポイントと考えられます.

　ただし, 救急医療とは医療者側にだけ, 一定の基準を設け, 医療者側の理論で定義されたものが一人歩きしている部分が大きいと考えられる. 受療者側には救急医療の基準も定義も存在しないのである. 特に小児科における保護者にはわが子のすべての異変が急病であり, 救急症状であり, 救急患者であるとの意識が大きいことが容易に予想される. 小児患者の多くは, その受診が救急受診との意識での受療行動であろう. このことは裏を返せば, 救急医療と名が付く医療環境のみならず, 日常診療の中でも小児医療は, 個人の診療所においても, いわゆる救急医療と同様の状況下で診療していることに他ならない.

　すなわち, 子どもたちの疾病や事故外傷の特徴が急変しやすい, 病勢の進行が早い, 重症化の症状が乏しく, その予知が困難であることなどを考えれば, すべての小児科医, 子どもに関わるすべての臨床医が, どのような医療環境においても診療を行う限り, 救急医療現場同様の感覚

で，診療を行う必要があると言える．そこで，小児救急医療におけるピットフォールとリスクマネジメントはすべての小児科医，子どもに関わるすべての臨床医が，日常診療の中で遭遇するであろうピットフォールとリスクと言い換えることができるであろう．

　さらに踏み込んで医療者側の立場で考えるとしても，小児医療の本質の一部にその子の病状を重症化させることなく，軽症で終わらせてあげることによって，その子の発育発達に影響することなく，持って生まれた能力通りに育成することを支援することが含まれている．このような観点からも小児医療はすべて小児救急医療であり，この観点を小児医療，小児救急医療の双方から持ち，診療することが望まれているのである．そのためにも小児科医に限らず，小児医療に関わるすべての医療者は，「小児医療は救急医療である」との観点に立つべきであろう．

> スキルアップ

ポイントは保護者の勘

最も好ましい患者説明の方法を，発熱を例に教えてください．

　受診すべきか否かを判断するポイントは，熱の高さよりも，「いつもとちがう」という保護者の勘が決め手となります．保護者には，「子どものふだんの様子をきちんと見ておくことを健全養育の心構えとしてください」と言っています．いつも見ている保護者の意見は，一見しただけの医療者より正しく，その疑問点について診察医から納得できる説明を受けてはじめて診療は終了すると考えられます．すなわち，家族の心配点を聞き流すことはなんと言っても避けなければなりません．

　熱の度数は40℃までは病気の重症度とは関係しません．3ヵ月未満児や40℃を超える場合は例外です．熱の度数より，顔色，活気，他の症状で判断するのです．39.9℃で顔色が真っ赤でも，いつもの発熱時と同じくらい元気であれば解熱薬（アセトアミノフェン製剤）を使用して様子をみてもいいでしょう．しかし，吐いたり，顔色が悪かったり，ぐったりして，「いつもとちがう」と思ったら夜中でも救急受診すべきです．熱が上がっている最中は，手足が冷たくなるので，少し厚めに着せたり，手足をさすってあげます．熱が上がりきったら手足に温もりが戻るので，薄着にして熱を発散させ，部屋も涼しくしたほうが下がりやすいことを指導します．冷やす箇所は，頭と両頸部と脇，あるいはそけい部です．頭を冷やすのは，本人が気持ちよく感じることが多いからです．両頸部は，脳に熱がこもり，脳細胞の障害が起きるのを防ぐため，頭に行く血液を効率よく冷やすためです．脇やそけい部は，動脈が最も浅く走っているので循環している血液自体を冷やすためです．明日下がるとわかっている高熱なら下げる必要はないでしょうが，2〜3日の高熱持続を見込んで，平熱にするつもりではなく，わずかに0.5℃でも1.0℃でも下がって，すこしでも眠れるように，一口でも食べられるようにという考えで，解熱薬を用います．すなわち，熱による体力消耗を防ぐためです．

3章 小児救急のリスク症例に学ぶ

小児救急のリスク症例を,
Ⅰ 診療の基本の不徹底によるリスク症例
　1. 初歩的なミス
　2. 思い込み・受け売り
　3. 診察の基本の不徹底
Ⅱ 日常診療で陥りやすいリスク症例
　4. 前駆症状の見落とし
　5. 検査への過信
　6. 問題点の先送り・判断の遅れ
　7. インフォームド・コンセントの不備
　8. 前医診断への偏重
　9. 非典型例の見落とし
Ⅲ 複合要因によるリスク症例
　10. 複合要因
　11. アレルギー・薬物による危急症
　12. 電話相談・電話指導
　13. その他

の13ジャンルに分類した. それぞれの症例呈示を行い, 得られた教訓を中心に陥りやすいピットフォールとその反省点および改善方法を解説する.

付表2 リスク症例とそのマネジメント

分類	リスク症例	リスクマネジメント
I 診療の基本の不徹底によるリスク症例		
初歩的なミス	1) 患者間違い	● 同姓同名者の識別体制の確立（同姓同名ありと診療録に記載） ● 受付・介助・診察医がそれぞれ姓名，年齢などの再確認
	2) 薬用量・薬品の間違い	● 診察医・薬剤師の連携強化，薬剤師の二重チェック体制の確立 ● 処方箋へのていねいな記入，見やすい書き方と心配りが必要
思い込み・受け売り	3) 安易な思い込み診断	● ていねいな診察を常に心がけること，問題点の解決は謙虚にこの診断で本当に良いのか？の自問自答を常に行うこと ● 紹介状の鵜呑み，読み間違い
	4) 母親の言葉を鵜呑み	● 保護者の意見を都合良く利用しない，診察所見が基本
診察の基本の不徹底	5) 視診・問診の不徹底	● 局所症状に捕らわれての見逃しが多いため，必ずその鑑別疾患を除外診断するための全身診察に心がける ● 診察終了間際など診療側の都合で生じやすいため，ていねいな診察をする自覚が必要，看護師のチェック体制も有用
	6) 思春期の診療には配慮を	● 思春期では恥ずかしさなどで受診の遅れや正確な訴えに欠けることが多いことを認識し，話しやすい雰囲気作りや代理の（看護師・女性医師）診察などを考慮すべきである

分 類	リスク症例	リスクマネジメント

Ⅱ 日常診療で陥りやすいリスク症例

分 類	リスク症例	リスクマネジメント
前駆症状の見落とし	7）説明の付かない症状は放置しない	● 気付いていても解決を図らないのは見落としと同じである ● 診断と合わない症状が残るときは徹底的に鑑別診断をすべき
	8）けいれん後の意識障害と睡眠は？	● けいれん後の意識障害の判断が困難な場合は明確になるまで院内で観察をすべきで，迷ったら中枢神経疾患の鑑別精査を行う必要がある
検査への過信	9）発熱早期では炎症反応は正常	● 特に乳児では発熱早期は検査結果より臨床症状を優先し，最悪の状態を予測して治療開始すべきである
	10）検査はおのおのの診断能力限界を知る	● 急性腹症における超音波検査は必須であるが，その結果を過信することなく臨床症状と常に比較し検査能力の限界を知るべきである
	11）各種検査の方法とその評価を知る	● 各種検査の意義と方法とその評価に関しては熟知しておく必要があるし，実際に感度，特異度など常に考慮すべき
問題点の先送り・判断の遅れ	12）医学的判断は最後に行うべき	● 家族の不安には十分耳を傾けることが問題点の把握を正確にし，先送りや判断の遅れを防ぐ最良の方法である ● 医学的判断を振り回すことは決して子どもたちに役だたない
	13）院内感染のリスクは？	● 院内感染を心配する場合にはきちんとその対応を行ってあげるべきであり，その対応の根拠をわかりやすく説明すべきである
	14）治療方針変更のタイミング	● 慢性疾患で患児との付き合いが長くなることにより，その治療方針変更のタイミングは見えにくくなったり，迷ったりするが，このときには上級医などに意見を求めるべきである
	15）思い込みと慣れが隠れている	● 長く診ている子などその子の体質を知ってるが故に，逆に思い込みが生じて，問題点の先送りや判断の遅れがでる

分類	リスク症例	リスクマネジメント
Ⅱ 日常診療で陥りやすいリスク症例（つづき）		
インフォームド・コンセントの不備	16) 鑑別疾患の説明不足	● 手術などの医療行為を行う際には可能な限りの鑑別疾患の可能性を正確に説明し，開腹して確定診断が付くことがあることを含めて，現時点での最良の方法が手術であることを説明する必要がある
	17) 合併症の説明不足	● 診断疾患の合併症についてはその頻度と概略はあらかじめ説明をしておくべきであり，その予知すべき症状まで説明すべきである
	18) 医学的常識で説明してはダメ	● 医学的常識のみで説明しても家族が納得できないことがあり，説明は平易に何度も行い，終わりに心配，不安な点がないかどうか医療者側から尋ねるべき
	19) その症状に隠れる疾患まで説明	● その症状に隠れやすい（その異常を起こす可能性のある）疾患についてまで，その症状を治療する前に説明すべき
前医診断への偏重	20) 前医診断の鵜呑み	● 医療情報は医療情報として，自分なりの身体所見の正確な把握を行って，医療情報と照らし合わせて，正確な診断に努める余裕が必要である ● 紹介状の鵜呑み，読み間違い
	21) 前医の診断は貴重な参考資料	● 前医の診断はあくまでも参考資料であり，それに惑わされることなく診療し，合わない点は徹底的に鑑別診断をすべきである
	22) 流行疾患と同じ症状	● 流行疾患と同じ症状でもその経過を十分に把握し，安易にその診断に追従してはならない．多くは終了時間間際や多忙過ぎるときに流行疾患として思い込みやすい ● 経過の違いなどを正確に把握し，確実に鑑別診断を行う習慣をつけるべきである

分類	リスク症例	リスクマネジメント

II 日常診療で陥りやすいリスク症例（つづき）

非典型例の見落とし	23）典型的症状が揃うのは少ない	●個人個人で症状が千差万別であることを認識し，常日頃から典型的症状のみで診断しないような意識が必要である ●決めつけを避け，母親の訴えに耳を傾けることが重要 ●診断に際しては重症疾患の除外を確実に行う習慣が必要
	24）幼若乳児は特にサイレント	●幼若乳児はすべての疾患においても非典型的であり，典型的症状が揃わないと認識すべきで多角的な検査が必要
	25）好発年齢が異なる場合	●このような場合に非典型例が多いため，特に疾患特有の好発年齢と異なっている場合は慎重に対応すべきである．再発・再燃の場合も典型的症状に欠けるので注意が必要

III 複合要因によるリスク症例

複合要因	26）医療施設の違い	●医療施設・医療体制による診療のスタンスの違いは医療側の問題であり，家族には無関係で，わからないことである
	27）家族の前医への信頼感	●家族が前医に信頼感が強いほど前医の診断を強調する傾向があり，他の臨床症状がマスクされる可能性がある
	28）施設能力と危機管理能力	●施設能力は常に把握しておき，それを超える疾患は高次医療施設への転送時期を逸しないようにすることと，そのような場合の重篤化の予知を行ったうえで対応における危機管理能力も把握しておく必要がある ●重症化予知を行い，スタッフへの周知徹底とその対策を行っておくべきである
アレルギー・薬物による危急症	29）薬品の成分の熟知	●多くの薬剤に賦形剤として含まれる成分まで把握しておく必要がある
	30）喘息児はすべての薬剤をチェック	●喘息児においては鎮痛解熱薬のみならず，すべての薬剤に対するアレルギーの有無を確認すべきである

分　類	リスク症例	リスクマネジメント

Ⅲ 複合要因によるリスク症例（つづき）

分類	リスク症例	リスクマネジメント
アレルギー・薬物による危急症	31）抗アレルギー薬でもショックが	● 一般的に使用される抗アレルギー薬，抗ヒスタミン薬やステロイド薬などにおいてもアナフィラキシーが起こる可能性を忘れてはいけない
電話相談・指導	32）ついでだから診るが奏功	● 電話相談・指導を行う大前提は「診察する」であり，この前提がない限り，電話指導・相談は不可能である
	33）言葉に惑わされる危険性	● 電話での会話はよほど余裕ある対応を行わなければ，言葉に惑わされる危険性が高いことを忘れない
	34）単一な訴えのみで判断しない	● 電話相談では主訴が単一になりやすいため，必ず他の症状およびその程度を聞き出す必要があるが，必ずオーバートリアージをすべき
その他	35）思いもかけない子どもの行動	● 思いもかけない子どもの行動（大人では想像や予測もつかない行動，匂いの強い灯油を飲んだり，タバコを食べたり，炊きたてのご飯に手を突っ込んでやけどしたり，など）が悲惨な事故などを起こしやすいことは常日頃の診療で保護者に啓発しておくべき
	36）診察当初は全くわからない疾患	● 治療経過中に真の診断が付く症例が稀にあるが，診断根拠と経過における問題点を常にリストアップして診断の再考を行うべき
	37）後で知識が得られてわかることも	● 正しい知識を含めての新しい知識が入ることで診断が変わることも少なくない，多少とも問題点のある症例は見直す習慣が必要で「この症例はこの診療で本当に良いのか？」という自問自答を常に行うべき

Ⅰ　診療の基本の不徹底によるリスク症例
１．初歩的なミス

症例 1

忘れるな　同姓同名は必ずいることを

年齢・性別：3歳・男児.
主訴：頻回下痢と元気がない.
病歴：前日夕方から嘔吐が始まり，夕食は食べられず，寝るまで嘔吐を3回認めたが，以前処方された吐き気止めの坐薬があったため，それを使用して様子を見た．夜半は吐かなかったが，明け方，腹痛と下痢が始まったため，朝一番に受診．朝はリンゴジュースを少し飲んで吐いていなかった．下痢は受診までに4回認め，水様で酸性臭があった．

現　症
▼
受診時は脱水を認めないものの少し元気がなくグッタリした感じがあった．少し顔色が悪く感じた．腹部は膨満がなく，柔らかく腸蠕動音は亢進していた．特に強い圧痛点は認めなかった．腹部単純X線では大小不揃いのニボーが形成され，X線上も急性胃腸炎の像であった．受診日朝から水分が摂れているということで整腸薬と止痢薬を投与して，自宅での食事療法を説明して帰宅とした．

経過と結果
▼
帰宅後夕方までは問題はなかったが，本人が母親の制止を振り切って牛乳を一気にコップ1杯飲んでしまった．その後1時間ほどしてから，激しい下痢と再び嘔吐が始まった．下痢がひどく，全く水分も摂らなくなったことと，数回吐いてグッタリして元気なく，顔色が悪くなったため，朝受診した病院に電話を入れて，再受診をした．嘔吐下痢症が流行している季節のせいか，夜間外来はけっこう多く，1時間半ほど待たされて診察の順番がきて名前を呼ばれた．診察医は一通

りの問診を行い,「受診前日からの嘔吐下痢で徐々にグッタリしてきているため, 輸液を行っていたほうがいいでしょう」と説明したが, 午前の受診やいったん軽快していた嘔吐が再び吐き出したことについては言及はしなかった. 牛乳を飲ませてしまったことを咎められるかと思っていた母親は, 医師は忙しいため話が少ないのだろうと思うとともに点滴をしてもらえば元気になるから良かったと何も疑いを持たなかった. 2時間ほどで輸液が終了する頃, 診察に来た当直医は「整腸薬と鎮吐薬を処方しておきましょう」と言ったため, 母親が今朝, ここでもらった薬と一緒に飲んで良いかと尋ねて, はじめて診療録が違うことがわかった. 同姓同名の別の診療録は4.6歳児で体重が4kgほど違っていた. この程度の体重の違いで輸液以外に何も他の薬剤を使用しなかったことが幸いしたが, 当直医はヒヤリとした気持ちになった.

何が問題か ▼

1) 医事課における同姓同名の診療録の管理に取り決めがなく, 診療録上に同姓同名があることが明示されていなかった.
2) 当直医(診察医)は全く同姓同名など思いつくこともなく, 診察を終了した. 年齢や体重など少し気を配っていれば, 気付いたかもしれないと予想された.
3) 医師は忙しいとはいえ, 主訴のみの話を聞いて診察・診断していた. ていねいな診察, そして, それからの判断による治療に関して問題はないが, なぜ, 丸1日も嘔吐が続いているのかどうか, 確かめていれば朝の受診歴はすぐにわかったと思われた. 不十分な問診が気付くのを遅くさせた可能性は否めない.

リスク対策 ▼

1) 医事課での同姓同名者に対する管理方法を徹底する必要がある.
2) 診療現場では特にかかりつけでなければ同姓同名者を識別することは不可能であり, 診療録に同姓同名者ありと明

　　　　　 示することが必要と考えられた．
　　　　3）繁忙さ，流行疾患などの条件でつい問診が不十分になっ
　　　　　 て，結果だけを急いだ診療になっている（この例では決し
　　　　　 て間違いを犯したわけではない）．
　　　　4）同じ疾患でも患児によってはなぜこのような結果になる
　　　　　 のか，をいつも疑う診療姿勢を付ける必要がある．

課　題　1）医事課における同姓同名症例のリストアップとその診療
　▼　　　 録への明示表記を励行し実践する．
　　　　2）診察室呼び入れの際の呼称のみならず，年齢などでの確
　　　　　 認を実施する．
　　　　3）当直（診察）医の余裕ある診療の一環として，病状経過
　　　　　 に配慮し実践する．
　　　　4）将来的には診察ソフトの開発，実践マニュアルの開発に
　　　　　 よる診療マニュアルプログラムの開発の必要性，すなわち
　　　　　 診療条件・環境を超えての完全診療マニュアルが必要にな
　　　　　 る時代がくるのかもしれない．

教訓：同姓同名の存在を含めて，考えられない初歩的なミスが起こる可能性を再認識しよう．

スキルアップ　　問診の重要性

問診はなぜ大切なのですか？

　診療は問診に始まり，問診に終わるといっても過言ではありません．そして小児医療ほど保護者など第三者に影響されるものはありません．物言わぬ患児の状態がもっとも信憑性が高い身体所見ではあるものの，その背景は家族の言葉であり，家族の態度であることを忘れず，問診の中から「なぜ，こんなになるのだろう？」という自問を繰り返す診療姿勢が求められます．

症例 2　まさかの誤薬も起こりうる

年齢・性別：9歳・女児．
主訴：けいれん発作．
病歴：受診5年前の4歳の時に無熱性けいれん・左半身けいれんを35分間起こし，救急搬送入院となる．入院後の脳波検査にて突発波認め，特発性てんかんとして，テグレトールの内服を開始していた．特に問題なく経過していたが定期的な脳波検査では異常が存続し，薬の継続は必要との説明がなされていた．実際に疾患の理解は良好で服薬コンプライアンスも問題なかった．半年に1回程度の脳波検査と血液検査を行うことが続き，血中濃度も 6〜7.0 μg/ml と安定していた．6月の薬の処方を受けにきてから，約2週間後，突然，夜の服薬後の入浴後にけいれん発作が起こった．けいれんのパターンは初回と同様で，左右差はあるもののその程度は軽く，持続時間も3分間程度であったが，5年ぶりの発作に家族は驚いて緊急受診した．

現症

来院時，意識レベルは問題なく清明であったが，頭痛を訴えていた．他には何も異常を認めなかったが，血糖値は 145 mg/dl とやや高値を示しており，けいれんによる低酸素性脳障害の存在を疑わしめた．特にけいれん誘発に影響のある生活上の変化はなく，発作の誘因は見当がつかなかった．現時点での異常がないことを説明し，血中濃度を測定することを説明するとともにダイアップ坐薬を使用して帰宅とした．

経過と結果

後日，テグレトールの血中濃度が 0.8 μg/ml と判明した．本人，母親ともに服薬は間違いなく行っていたとの答えが得られた．母親が思い出したように「今月もらったお薬が味が違うと娘が言った日があったが，あまり気にしなかった」と教えてくれたため，薬剤科に問い合わせ，当日の処方箋を見

てみると処方箋はテグレトール 250 mg 分 2 となっていたが，実際にはテオドールの同量が処方されていることがわかった．薬剤師のケアレスミスであることが判明し，これに基づく血中濃度低下によるけいれん発作が判明した．事実を家族に説明するとともにお詫びを申し入れて了承していただいた．

何が問題か ▼

1) 処方箋の字も決してわかりやすいとは言えない字であったが，テグレトールと読めない字ではなかった．
2) 薬局の薬品棚が薬品名のアイウエオ順に配列されており，何気なく間違いが起こりやすい環境はあった．
3) 調剤薬剤師の調剤後に上級薬剤師のチェック機構は形式上存在していたが，繁忙時はお互いの責任の下にその機構は形骸化していた．

リスク対策 ▼

1) 誰が見てもわかるようなていねいな字で処方箋は書くべきである．
2) 間違いが起こりやすい環境のチェックが必要であり，似たような名称の薬剤は離して管理する必要がある．
3) 処方のチェック機構は存在していたが，繁忙時は個人任せになっていた点があり，確実にチェック機構を実践することが求められた．

課　題 ▼

1) 薬剤科におけるチェック機構の見直しとチェック体制を全例で実施する．
2) 患児の当日疾患名を薬剤科においてチェックする機構の確立と前回処方との確認作業を実現する．

教訓：ミスはどこの部署でも起こりうることへの診察医の配慮が必要であり，医療提供者のリーダーは医師である自覚が求められる．

症例 3 そんなはずはない処方量

年齢・性別：1.3 歳・男児.
主訴：突然の頻回嘔吐と顔色不良.
病歴：生後 8 ヵ月から喘息性気管支炎の診断下にかかりつけ医で治療を受けていた．3 日前からゼイゼイと湿性咳嗽が出現したため，昨日夕方，かかりつけ医を受診したが，ゼイゼイが強いため輸液と都合 3 回の吸入を受け，ずいぶん軽くなってきたため，いつものゼイゼイ止めの内服薬を処方してもらって帰宅した．院外処方のため近くの薬局で処方してもらったが閉店間際に近く，あわただしい印象があった．

現症

帰宅後，夕食も適度に食べ，入浴させて，眠前に処方薬を飲ませて寝かせ付けた．いつもより興奮した感じでなかなか寝なかったが，夕方，点滴を久しぶりにしたせいかと思っていた．寝付いて，2 時間後に突然吐き出し，顔色不良で不機嫌となり，吐くのが治まらないため，急患センター受診．

急患センターの診察上，急性胃腸炎の所見はあまりないも顔色不良のため，輸液と採血検査を行われ，特に一般的な検査異常はなかったが，ゼイゼイで当日受診し，輸液や処方を受けたことからテオフィリンの血中濃度が測定された．その結果，テオフィリン血中濃度が 24 μg/dl と高値を呈していたため，そのせいによる嘔吐症と判断し，朝まで輸液が行われた．朝になると吐き気も消失し，顔色も普通と同じになっていた．

経過と結果

翌朝，かかりつけ医に連絡し，事情を話してみると，かかりつけ医での輸液にはテオフィリン製剤は入れてなく，内服処方薬も定時の処方と同様との答えであった．臨床的に合わないため，再度確認してもらうと，かかりつけ医の院外薬局

I 診療の基本の不徹底によるリスク症例

でテオドールの処方量が指示の 10 倍量であることが判明した．母親の話では眠前の薬として 1 回の服用のみであったが，血中濃度はかなりの上昇を示していた．

何が問題か ▼

1）なぜ 10 倍量になったかは当の薬剤師もわからないと言っていたが，処方箋の字も問題なく，間違える要素は見あたらなかった．
2）そんなはずはなかったとしか言いようのないミスであるが，医療者側の言い分であり，家族，本人には納得できない出来事である．
3）薬剤師のチェック体制の見直しが必要である．一人処方では間違いが起こりうると仮定しての体制作りが必要．

リスク対策 ▼

1）けいれんなど重篤な副作用は認めなかったものの，医療不信を増幅させる事件であり，早急なチェック体制の確立が望まれた．
2）実際に処方箋と製剤薬量のチェックを薬局内で第三者にしてもらう体制への移行が必要．

課　題 ▼

1）小児の薬用量は粉末薬のため，その量的な判断は保護者には難しく，いつもと同じ薬と言われてしまうと量の変化はあまり気付かれないことが多い．このことから，医療者側としては全く同じなのか，少し変化があるのかを正確に保護者に伝えておく．
2）薬局におけるチェック体制の確立は不可欠であり，その堅守が必要である．建前での体制があってもその機能が役立てられていないことは無意味である．
3）投薬ミスは特に医療不信に直結するもっとも避けられなければならないものであり，その頻度の高さを再認識して，複数回のチェック機構を確立させる．
4）医師・薬剤師間の連携システムの構築とその強化も必要である．

3章　小児救急のリスク症例に学ぶ

教訓：キサンチン薬剤の副作用での嘔吐は頻発するが，無熱性嘔吐や無熱性けいれんの場合にはキサンチン製剤の服用歴を尋ねる．

スキルアップ　初歩的なミスの防止

初歩的なミスを防ぐために，先生が工夫していることがあれば具体的に教えてください．

　初歩的ミスを回避できるか否かは，「慢心するべからず」の意識が全スタッフに根付いているかどうかであり，常にスタッフ間の意思統一を図ることにしています．定期的な話し合いでは緊張感に欠けて意識の向上は得られないため，ニアミス例などを含めて，事例が発症したときに話し合いを行い，二重チェック法や声を出して確認するとか，それぞれの立場での個々の確認の徹底を行うようにしています．

2．思い込み・受け売り

症例 4

思い込んだ停留精巣捻転症とそけいヘルニア嵌頓

年齢・性別：2歳・男児．
主訴：そけい部腫瘤と疼痛．
病歴：紹介当日の昼頃から，機嫌が悪かったが食事などは摂れていた．夕方，16時頃オムツ交換時に右そけい部の腫瘤には気付いたが，特に何も問題ないと思って放置していた．0時頃眠っていて突然激しく啼泣して不機嫌となったため，再度オムツ交換をすると夕方より腫瘤が大きくなっているのを認め，急患センター受診した．そけいヘルニア嵌頓と診断され，徒手整復を試みるも還納できないということで紹介入院となる．

現　症
▼
バイタルサインも問題なく，顔色不良などは認めなかった．腹部膨満も認めず，腹部 X 線像にてもニボーガスも認めなかった．右そけい部は腫脹し，皮膚がやや発赤していた．触診上，ガチガチの腫瘤を触知するも表面は滑らかで，圧痛が著明であった．血液検査では WBC 数が 15,600/μl と増加し，CRP が 1.36 mg/dl と軽度上昇している以外に肝機能，電解質などの異常所見はなかった．

経過と結果
▼
急患センターの小児科医からの深夜帯の紹介症例で，当直医は紹介医の診断名に何の疑いも抱かず，そけいヘルニア嵌頓と思い込んで治療を開始した．当初，鎮静を行うことなく，徒手整復を試みたが，全く還納される様子はなかったため，セルシンを静注して鎮静を図って，再度徒手整復を試みたが，整復不可能であった．紹介来院から 90 分ほど経っており，整復不可能と判断して上級医をコールした．

上級医が診療した結果，触診上ヘルニア嵌頓にしては腫瘤

が硬いこと，更に腸管を触れるようなグチュグチュ感がないこと，陰嚢内に精巣を両側触れないことからヘルニア嵌頓ではない可能性を指摘され，同部の造影 CT 撮影を行った．この時点で母親に尋ねると 1.6 歳健診にて右のそけい部における停留精巣と左はそけい部にも触知できず，腹腔内にある可能性が高いと言われていたことも判明した．CT 上実質臓器を思わせる腫瘤陰影が認められたため，泌尿器科医を呼び出し，診療を仰いだ．泌尿器科医の診察にて停留精巣捻転症の可能性が高いということで緊急手術となった．推定でも発症から約 10 時間以上経過していたこともあり，手術所見では停留精巣が壊死に陥っており，摘出術を余儀なくされた．

何が問題か ▼

1）急患センターの紹介医の申し送りを鵜呑みして，ヘルニア嵌頓と思い込んだ．
2）紹介状の内容に気を取られて，十分な問診を怠ってしまった．
3）診察開始前に十分な身体所見を取らずに診断名を決め付けていた．

リスク対策 ▼

1）前医の意見は参考にすべきであるが，鵜呑みしてはいけない．鵜呑みすることは裏を返せば，診療の熱意が乏しいことと同様である．
2）思い込みをすることが家族からの詳細な問診の聴取やていねいな身体所見の把握を奪うことになることを気付くべきで，すべてにおいて，自分自身での診察所見から診断への組み立てを行うことを習慣付ける必要がある．

課　題 ▼

1）男児のそけいヘルニア嵌頓を疑った場合は整復開始前に必ず，陰嚢内の精巣の有無を確認する．
2）そけいヘルニアの脱出を認めた場合には整復前にヘルニア門とヘルニア嚢を触れる努力をする．
3）ヘルニア嵌頓で内容が腸の場合には必ずグチュグチュ感

を感じる．これが感じられればヘルニア嵌頓との診断が可能である．

4）女児で卵巣が脱出している場合は3）を感じることは難しいが，ていねいに触ると複数（卵巣，卵管，腹膜，腸など）の触感が感じられることがある．

教訓：男児のそけいヘルニア嵌頓では必ず，停留精巣捻転症の鑑別が必要である．精巣捻転症の整復のリミットは捻転から6時間以内である．

> スキルアップ

そけいヘルニア整復

　そけいヘルニア整復のコツは，ヘルニア内容物が門上に逃げないよう，左手でヘルニア門の直上の皮膚をしっかり押さえつけることです．グチュグチュ感が感じられれば確実に徒手整復可能です（本書12ページ参照）．

症例 5

上腕骨顆上骨折　肘内障と決め込んだ

年齢・性別：2 歳 11 ヵ月・女児.
主訴：右腕を痛がって動かさない，また肘内障かも？
病歴：夕食後に 5 歳の兄とふざけあっている最中に突然，痛いと言って泣きだして右手を動かさなくなった．その瞬間は見ていないが，ふざけあっている最中にどうも兄が上から本児の上に乗ったみたいで，その際に少し捻った形で右手が本児の身体の下敷きになったようだということであった．

今までに 2 回の肘内障の既往があるため，両親はまた肘内障になったものと思いこんですぐに夜間急患センターを受診した．問診用紙の主訴にも肘内障？と書いて診察を待っていた．

痛がりだして約 30 分後に診察が始まった際にも両親は今まで肘内障に 2 回もなったことを強調したが，今回は受傷機転が異なり，兄が本児の上に乗った後に痛がりだしたことは正確に伝えていた．

現症
▼
右腕はダラーンと下に降ろしたままであったが，手関節部分も腫脹は診られず，肘関節部分の腫脹も認めなかった．腕を挙げようとすると，肘内障と同様に痛がって泣き叫んだが，他には鎖骨部も異常がなく肩も特に触れる限りは痛がらなかった．

経過と結果
▼
以上の現症から，診察医は何の疑いもなく，肘内障と思い込んでしまい，肘内障は癖になるというか，する子は何度でもなりますと説明して，通常の整復術を行った．クリック音は感じられず，とても痛がったが，その直後は万歳してごらんの問いかけに本児が手を 100 度くらいまで一瞬挙げたため，整復完了したと判断して，もう大丈夫と説明して帰した．家族も納得して帰宅した．

Ⅰ　診療の基本の不徹底によるリスク症例

寝ていたが痛がって起きてきたため，肘を見たら少し腫れているようで，全く動かさないと言って，帰宅して4時間後に再受診してきた．確かに腫れてきていることが確認できたため，X線撮影したところ，右上腕の顆上骨折が認められた．整形外科に紹介してギプス固定となった．

何が問題か
▼

1）過去2回の既往歴から両親の肘内障かもしれないという訴えを鵜呑みにして思い込んだ．
2）思い込んでしまったため，過去2回の肘内障の受傷機転とは異なるとの訴えに耳を傾けることができなかった．
3）もう少していねいに整復できたかどうかを診察していれば，通常の肘内障の整復後と異なることがわかっていた可能性が高い．

リスク対策
▼

1）診察はていねいに行っているつもりでも思い込みの目で診ているとつい，問題点を見逃している可能性がある．
2）思い込んでしまうと受傷機転の違いなどの訴えや所見の異なりを無視してしまったり，全く鑑別疾患を考えなくなってしまう傾向が誰にでも起こる．
3）整復が完全に終了したかどうか，時間をかけて観察すべきであった．つい多忙さに紛れて，大丈夫と決めつけた雰囲気がある．

課　題
▼

1）肘内障は明らかに肘関節への過伸展性の外力で起こることを忘れず，このような受傷機転以外の場合には安易に肘内障とは診断しない．
2）受傷機転が異なる肘内障疑い例は必ず，X線検査を行うと同時に整形外科医にコンサルトをすべきである．
3）外傷の場合はどんな場合でも納得できるまで受傷機転を正確に把握することが診断治療の原則である．

教訓：肘関節への過伸展性に働く外力以外の外力では肘内障は起こり得ない．

> **スキルアップ**
>
> ## 肘内障の整復のコツ
>
> 　肘内障は患児の患側の肘を左手で包み込み，右手で患側上肢を伸ばした状態で回外させて，肘を屈曲させて整復します．整復完了は患側上肢が完全に万歳するか，肩より上の位置でバイバイができるかを診ればよいのです．

I 診療の基本の不徹底によるリスク症例

症例 6

膀胱炎と思い込んだ血尿・排尿痛イコール出血性

年齢・性別：1歳6ヵ月・女児．
主訴：肉眼的血尿と排尿痛．
病歴：就寝前までは全く元気で微熱なども認めていなかったが，夜半に突然に目を覚まし，不機嫌と排尿痛および血尿を認めた．体熱感は認めず，顔色など悪くなかったが，ワイン色の血尿のため，即座に急患センター受診するも，他にはいつもと変わったことは認めなかった．

現　症 ▼
顔色は良好で，特に機嫌がきわめて悪いという印象は認めなかった．体温は 37.4℃ で咽頭発赤は軽度認めるも心音，肺呼吸音など聴診上の異常は認めなかった．腹部は座位で触るも特に痛みは訴えなかった．下腹部も特に圧痛はなかった．

経過と結果 ▼
検尿を行うもやはり排尿痛が軽度認められるとの家族の訴えがあった．肉眼的血尿でワイン色よりやや赤味が強い印象を受けた．検尿結果では比重 1.010 で蛋白（＋〜2＋），潜血（4＋↑），ケトン（－）糖（－）であり，沈渣の鏡検では RBC 100↑/毎視野，WBC 5〜9/毎視野であり，他に上皮細胞 2〜4/毎視野，円柱（－）であった．排尿痛があることより，出血性膀胱炎が最も考えられると診断名を家族に告げ，2〜3 日で軽快するし，肉眼的血尿は明日には認めなくなるだろうと説明した．さらに明日は念のためにかかりつけ医を受診して相談するように説明して，消炎鎮痛薬を投与して帰した．家族は心配が強いため，翌日本院小児科外来を受診，当日の外来担当医も検尿の再検と簡単な診察からやはり出血性膀胱炎であると診断説明を行っている．

111

しかし，4日後も肉眼的血尿が続くと再度受診した．他には発熱などの炎症性変化は認めず，排尿痛もなくなっていたが，食欲が落ちているとの訴えであった．別の診察医が横にして腹部触診すると臍左側に腫瘤様のものを触れたため，腹部エコーを施行した．左腎基部近傍に腫瘤陰影が認められたため，すぐに造影 CT 検査を行ったが，左腎原発の Wilms 腫瘍が疑われたため，大学病院へ転送となり，開腹摘出手術にて Wilms 腫瘍と確定診断され，その後化学療法を含めて治療が行われた．

何が問題か ▼
1）夜半の急患センターでの診療ではあったが，排尿痛の存在に気が取られ，十分な腹部触診が行われていなかった．
2）検尿結果のみの検査所見から安易に出血性膀胱炎と診断してしまった．
3）前医の診断を鵜呑みにして再診時も診察が雑になって，十分な腹部触診を行っていなかった．

リスク対策 ▼
1）夜間の受診におけるわずかな情報のみで思い込み診断をしてしまったといえる．
2）診断説明を行う場合には鑑別疾患を必ず，一緒に説明すべきである．
3）思い込みを避けるため，自ら鑑別診断の組み立てを行う必要がある．

課 題 ▼
1）実際に夜間診療においても腹部触診は必ず臥位でていねいに行う．
2）肉眼的血尿の鑑別診断には画像検査を必ず組み込んで最終診断を行う．
3）診断確定する場合には鑑別疾患が確実に否定された場合にのみ行うべきであり，鑑別疾患の否定理由を家族の前で説明する習慣が必要である．
4）若手医でもベテラン医でも思い込みを犯すと基本的診察

がおろそかになることを常に認識し，診療条件が悪い（繁忙時，夜間・深夜帯など）ときほど鑑別診断を常に行うべきである．

教訓：肉眼的血尿の鑑別診断に画像検査は必要不可欠である．

> **スキルアップ**　ブレない医療者の姿勢が大切

市川先生の小児救急に対するフィロソフィーを教えてください．

　ご家族の心配を最大限，かつポイントよく汲み取り，対応すること．そしてわずかな時間の救急診療で己れの診療能力を過信してしまわないこと．保護者が納得できる医学的エビデンスを証明できないなら安易に外来診療をせずに観察待機や入院をすること．これらをスタッフに常に求めています．
　小児救急が難しいのは，
1）小児の救急疾患の多くは，重症度を患者本人でなく家族や医療者が決めなくてはならない．すなわち，純医学的判断と社会医学的判断の両側面を常に考慮して治療計画を立てる必要がある．
2）症状が画一的でなく，重症度判断が難しく，病状進行の度合いが早いことから重症度予知が難しいところに原因があります．

　これらをクリアするためにはしっかりした体制と医療者の前向きな姿勢が不可欠です．前向きな姿勢には余裕が必要ですが，余裕はその人の心意気から生まれる部分があります．常にベストコンディションで診療できるよう，「自己管理を怠らない」気構えが必要です．このような気構えが見られることでコメディカルの動きもよくなるし，そのチームワークも必然的に好転します．さらになんと言っても家族が安心できると考えられます．

症例 7 　神経性食思不振症と思い込んだ多発性硬化症

年齢・性別：13歳4ヵ月・女児.
主訴：食思不振と体重減少.
病歴：8月初めに発熱し，近医受診し，夏季感冒と言われ，この頃から食べなくなり，微熱が続いた．お盆前に再診するも夏バテか精神的なものと言われた．しかし，9月になっても微熱と食思不振は続き，下校するとグッタリとするため，近医を再々診したが，精神的問題と言われ，頑張って食べるようにとすすめられたが，体重は45 kgから39.2 kgへ減少し，下旬に四肢末端の冷感と倦怠感が強くなったため，家族が心配し急患センター受診した．

現症 ▼
　　四肢冷感が著明以外は特に身体的異常所見は認めなかった．血液検査でも貧血もなく，血清蛋白，アルブミン値も正常下限であり，総コレステロールが低値のみ以外には異常を認めなかった．血圧は105/54 mmHgであった．月経は規則正しいほうであったが，9月は認めなかった．以上より神経性食思不振症と思い込んで説明した．

経過と結果 ▼
　　下に弟がいる長女の4人家族で，元来明るく家庭にも特に問題はないとの家族の話であった．さらに，母子関係形成不全などを思わしめる言動は患児からも母親からもうかがえなかった．実際に検査上異常がなく，体重減少が顕著であることから神経性食思不振症と思い込んで説明した．患児が緊急入院を嫌がったため，家庭での説得を行ってもらい，緊急受診10日後に小児病棟に入院となった．入院後，甲状腺機能は正常で，抗核抗体などの自己免疫系検査も正常なのを確認した．頭部CT検査ではわずかに脳実質が萎縮しているように思われた．家族・患児に神経性食思不振症の疾患概念と予後を説明し，特に家族の了承を得て，神経性食思不振症の治

療の手始めとして監視食事を開始した．入院後7日目より全身倦怠感を強く訴えるようになり，10日目より嘔気嘔吐が出現した．13日目にふらつき，傾眠傾向が出現し，眼位異常と視力障害が出現したため，緊急頭部MRI検査を行ったところ，白質を中心に多発性の脱髄像を認め，眼科異常もあり，多発性硬化症とDevic disease（視神経脊髄炎）と診断した．

何が問題か ▼
1）年齢，性および体重減少と月経消退の症状から神経性食思不振症と思い込んでしまった．
2）家族背景や患児の心理的背景は診断後治療の過程で詳細に分析しようと先送りしていた．

リスク対策 ▼
1）身体的診断条件は揃っていても，経過の中で常にその診断の正確さを再検討する時間と意識を作るべきであった．
2）患児の心理的背景や家庭背景に問題がさほど感じられない場合，神経性食思不振症など精神異常疾患は除外診断として鑑別すべきであった．

課　題 ▼
1）精神心理的危急疾患は診察医単独の診断は避けるべきで，精神科医や心理士など関連職種のセカンドオピニオンを求めるべきである．
2）摂食異常などの心理・情動変化を疑う場合には，器質的中枢神経疾患の除外が必須であり，徴候のみでの思い込み診断は避けなければならない．

教訓：精神心理的危急疾患は診察医単独での診断は避ける（神経性食思不振症，摂食異常，心身症，身体化障害，不安障害など）．

> **スキルアップ** 思い込み・受け売りを避ける
>
> **思い込み・受け売りを避けるために先生が工夫していることがありますか.**
>
> これを回避するための工夫は,
> 1) 自分の経験や知識と合わない点がないかどうかを常に考えながら,その病歴,身体所見を把握するように努めること.
> 2) 些細な現症も見逃さない,およびその現症を面倒がらず,安易に片づけない(忙しい時ほどすぐに便利なゴミ箱を作ってしまう)ことが重要であり,そのためには医療者は余裕ある心身状態を維持するように心がけることです.
> 3) 典型的ではない症状を認めた際にはなぜか?どうしてか?を考えて,病態図を作成して,合わない点は徹底的に追求する習慣をつけることが大切です.
>
> ### 多発性硬化症
>
> 多発性硬化症は,原因不明の中枢神経の炎症性脱髄疾患で若年成人に多く,小児は稀で大脳・小脳・視神経などの白質中心に病変が2つ以上生じます.様々な神経症状(空間的多発)とその寛解増悪(時間的多発)を繰り返します.

3. 診察の基本の不徹底

症例 8

そけいヘルニア嵌頓見逃されていた

年齢・性別：4歳・男児.
主訴：腹痛（下痢を伴わない），少量嘔吐，微熱.
病歴：3日前から腹痛を時々訴えていたが，すぐに忘れるように遊び出すため，母親はそのまま観察していた．翌日も朝からおなかが痛いと言ったが，朝食は普段どおり食べたため，そのままにしていた．幼稚園でも普通に遊んでいたとのことであったが，帰宅後，夕方突然に少量嘔吐して，腹痛を再度訴えたため，近医受診した．受診したときには腹痛消失し，元気にしていた．あまり有意な所見はないがおそらく感冒性胃腸炎であろうとの診断で整腸薬を処方された．翌朝は朝から痛がり，食欲がないため再診した．やはり感冒性胃腸炎として，下痢などの症状が出るだろうから，消化の良い食事をするように指導された．その日の夜になり，全く食事を受けつけず，水分を摂るも再び嘔吐を認め，腹痛が強くなった気がしたため，急患センターを受診した．

現　症
37.8℃の微熱を認め，顔色が少し悪い感じがあるものの，元気はまあまあであり，軽度の腹満を認めた．実際に腸蠕動音は亢進しており，前医の意見もあり，感冒性胃腸炎であろうと診断し，前医の指導どおりで大丈夫であると説明した．しかし，母親の心配が強く希望もあったため点滴を開始した．

経過と結果
ついでのつもりで，採血と腹部単純X線写真（立位）の検査を行ったところ，WBCが 13,400/μl と少し増加しているものの炎症反応は陰性であった．やはりウイルス性胃腸炎でよいかと思ったものの，腹部単純X線写真で右そけい部に小腸ガスを認めたため，慌てて点滴室で再度診察すると右そけい

部に小鶏卵大の腫瘤を認め，そけいヘルニア嵌頓と診断された．鎮静薬を投与し，約30分間かかって徒手整復ができたが，冷や汗ものの30分間で，これでだめなら外科医に相談しようと思うほど自信がなくなっていた．

何が問題か ▼

1) 診察の基本的姿勢を怠った事例と言える．特に就学前の小児・幼児の腹痛の場合には必ずパンツも脱がして全身の視診を行うことが必要である．
2) 母親からの近医（前医）の診察所見を通して，思いこみを生じていた可能性がある．
3) 顔色不良に気付いていながら，その詰めを怠ったとも言える．
4) 下痢はどの時点でも確認されていないのに胃腸炎と安易に診断されていることも問題点に含まれる．

リスク対策 ▼

1) 母親の希望がなければ輸液をしていなかったわけであり，特に救急医療などで普段診ていない子どもたちの診療においては全身観察・視診などの基本的診察を遵守することを再度認識しておく必要がある．
2) 十分な問診を行えば，感染性胃腸炎発症から3日も経過し投薬を受けているにもかかわらず軽快してきていないことに気付き，鑑別疾患を考慮すべきであった．
3) ついでに行った検査が効を奏し，大事に至らずに済んだことになるが，情報収集は面倒がらずすべきであることを教えてくれた症例とも言える．

課　題 ▼

1) 腹痛児は必ず，そけい部，陰部の観察が必要で視診の徹底が必要である．年長児で嫌がる場合も看護師などを用いても行っておく．
2) 保護者からの訴えがなくても医療者が誘導する必要があり，腹痛児の場合にはその鑑別疾患にそけいヘルニア，精索捻転などを考慮しておく．

3）持続する腹痛は種々の疾患が隠れていることがあるため，可能な限り情報（腹部単純 X 線写真，尿検査，血液検査，超音波検査など）を収集するように習慣づけておくべきである．

教訓：腹痛児のそけい部・陰部の視診を怠るな．

> **スキルアップ**
>
> ## 心身をベストコンディションに保つために
>
> **心身をベストコンディションに保つために，若い研修医にアドバイスをお願いします．**
>
> 　自分の置かれた立場を常に自覚しておくこと，つまり，「今，自分は何をすべきなのか？」「チームの中で自分の役割は何か？　自分がチームにどのような影響を与えるのか？」などを常に意識しておくことが基本的生活理念と考えられます．自分にも他人にも甘えを持たないこと，人に迷惑をかけないという理念を常に持っておくことが自己管理の原点だと思われます．自分での処理能力を超えている場合（このことに自分で気付かないこともあるが）には素直に先輩医師にそのノウハウを尋ね，教えを乞うことがベストコンディションを長く維持するコツでもあります．自己の生活から医療，コメディカルとの連携まで，すべてのことにおいて，謙虚さを忘れないことが最も必要かつ十分条件とも言えるでしょう．

症例9

乳幼児でもあるフグ中毒

年齢・性別：10ヵ月・男児.
主訴：呼吸不全, 意識障害, 筋緊張低下.
病歴：20時の夕食までは全く普通どおりの元気であったが, 22時過ぎからやや活気がなくなり, 23時過ぎには不機嫌となって奇声を発するようになり, 喘ぎ呼吸が見られ, 顔面蒼白と全身の著しい脱力を認めて, 救急車要請. 搬入時は呼吸停止状態でかろうじて徐脈はあるものの, 直ちに心肺蘇生が行われた.

現症
▼

呼吸停止, 心拍数は30回/分と微弱で血圧はドップラーでしか測定できず, 40/10 mmHgであり, 全身チアノーゼを認めた. 意識レベルはJCS Ⅲ-300で全く反応はなく, 対光反射も消失していた. すぐに緊急蘇生とALS（advanced life support）を行い, 集中治療室に収容した. 両親とも動揺しており, 見る見るうちにこのような状態になっていったと説明するもその原因となるものはわからないとのことであった. 明らかなけいれん重積などはないため, 薬物中毒などを念頭に採血・検尿とともにその保存に努めた.

経過と結果
▼

ICUにおける人工換気中のバイタルサインは悪くなく, 安定していたが, 全く反応がなく, 意識レベルはJCS 300のままであった. 頭部CT検査も異常がなく, 意識障害の原因がわからないまま, 人工換気を続行し, 中毒分析の結果を待つことにしていた. 入院が12時間ほど経過した後, 祖母が来院し, 魚屋からトラフグとその肝を買って, 患児にも1×3 cmほどの肝を夕食時に食べさせていたことが判明した. 両親は患児が刺身を2切れほどしか摂取していないと思って

おり，自分たちも摂取してどうもないことから，フグは何も問題ないと思っていた．脳波は正常であり，3日後には自発呼吸が出現し，4日目の後半には抜管でき，すぐに元気になった．

何が問題か ▼

1）状態が悪い場合には蘇生・救命処置に追われ，十分な問診が行われないことが多くなるという，典型例と言える．
2）実際に両親も動揺しているため，その詳細な問診の聞き取りは難しいことが多いが，よりベテラン医が行う必要がある．
3）あまりに臨床的にそぐわない経過で悪化している場合は中毒をまず考慮する必要があるが，現実的には自然毒より化学毒を想像しやすい．

リスク対策 ▼

1）症例の経過が普通ではないことには気付いており，化学毒などの想定を行っていたが，そのための十分な問診が行えていなかった．蘇生などの緊急処置が必要な場合には特に問診がおろそかになりやすいので注意が必要である．
2）問診は搬入時のみならず，手が空いた時点（状態が落ち着いた時点）で臨床的に問題がある場合には何度でも聞き直す必要がある．

課　題 ▼

1）蘇生が必要な場合にはマンパワーを極力集めて，蘇生チームを形成し，問診および家族への説明を担当する係を作る．
2）救急隊の情報より搬入時は悪化していることが多いため，常にそのような想定の下，マンパワーの確保を含めた準備を行っておく．
3）臨床経過に疑問がある場合には何度でも問診を繰り返し，その疑問を解く．虐待例の発見においても同様であり，臨床経過に疑問を持った場合にはなおざりにしないことが重要である．

3章　小児救急のリスク症例に学ぶ

教訓：臨床経過と病態の説明が合わない時には問診を取り直すことから再検討すべきである．

> **スキルアップ**
>
> ## 心肺蘇生
>
> 　心肺蘇生の必要が考えられる症例の場合には小児科医を中心として蘇生チームを作るべきですが，小児科医がいない場合には外科医，麻酔科医など手が空いている医師は動員すべきです．もちろん，リーダーは小児科医が務めるべきで，指示発令者は1人の医師に限定して行う必要がある．医師が個々に勝手に指示を出すとコメディカル（ナース）が混乱するので注意が必要である．

症例 10

受診・診断が遅れる 思春期では恥ずかしさと自己判断で

年齢・性別：12 歳 10 ヵ月・男児（図 1, 2）．
主訴：下腹部痛（本人は睾丸痛とは言わなかった）．
病歴：学校の体育後，睾丸～下腹部痛を覚えたが，放置していた．帰宅後痛みがひどくなったため，母親に「腹が痛い」と言って近医受診した．しかし，そこでも下腹部痛があると言って，睾丸の痛みに関しては訴えなかった．診療時間終了間際ということもあり，十分な問診などせずに腹部触診にて急性虫垂炎の所見はないから，感冒性腸炎だろうと安易に判断されて抗菌薬と整腸薬を処方されて帰宅した．

現症
▼
夜半 1 時過ぎると痛みをがまんできず，うなっているのに母親が気づき，急患センター受診．急患センターでは顔面蒼白，冷や汗など強い痛みの症状があり，腹部所見と合わない強い痛みと詰問され，睾丸痛があることを認めた．

経過と結果
▼
母親を退室させ観察すると腫大した睾丸（精巣）が認められ，わずかな触診にも痛がるため，精索捻転症を疑い，泌尿器科医を呼び出し，緊急手術を依頼した．術中所見は 360 度捻転した精索があり，暗赤色に壊死に陥った精巣を認め摘出術を行った．本人が痛みを覚えてからちょうど 13 時間目の手術であった．

何が問題か
▼
1）腹痛を訴えるも何ら有意な所見が認められない場合には必ず，鑑別診断を挙げて慎重に診断すべきである．
2）思春期の患者の場合，すべてが話せる雰囲気作りも必要であり，本当のことを聞き出すという意識で医療者は対応し，できるだけリラックスさせるべきである．

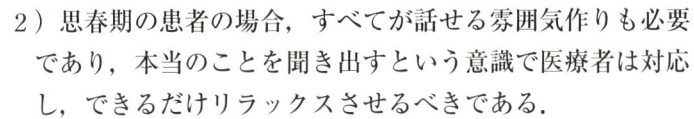

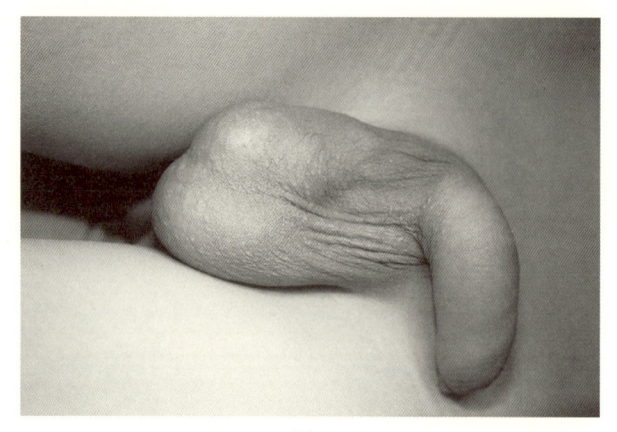

3章 小児救急のリスク症例に学ぶ

図1

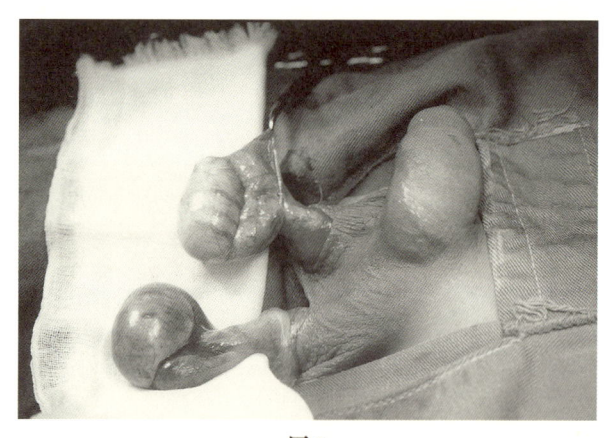

図2

リスク対策 ▼

1）診療時間終了間際になると安易に結論を急ぐことが多く，つい手をかけることを面倒くさがる気持ちが診療側に生じることを常に認識しておく必要がある．

2）思春期の腹痛の場合，生殖器の捻転症は最初に除外する必要がある．本例の場合のように腹痛を訴えるも他の消化器症状（嘔吐・下痢など）がない場合は特にその観点を忘れないようにすべきである．

3）思春期の患児の場合，同じ問診でも尋ねる人を替えて行

うなど，結論を安易に決めつけないようなゆったりとした対応が必要である．

課題
1）思春期の児童を診療する際にはその心を見抜くことが容易ではないことを十分に理解して，余裕ある態度で対応すべきである．特に相反する答えが返ってくることも多いため，その一言を全面的に信じないことも必要である．
2）思春期の腹痛の場合にはポピュラーな疾患ではなく，男女とも生殖器の捻転など稀な疾患から鑑別していかなければならない．
3）診療時間終了間際は無意識の中で診療側は平静な状態でなくなっていることを忘れずに，平静さを保たなければならない．

教訓：精索捻転は思春期に好発する．診療終了間際は魔の時間帯と認識してゆっくり対応するべきである．スタッフも同様の態度を取らなければならない．

スキルアップ　精索捻転症

精索捻転症の頻度を教えてください．

　精索捻転症の頻度も統計学的な数字の報告は見られません．漿膜外捻転が主の新生児期と漿膜内捻転が主の思春期の2つに発症ピークがありますが，幼児期の症例も経験します．実際には決して少なくない印象ですが，経験的には年間4万人余りの小児受診者数で4〜5人程度です．

症例 11 全身の観察が必須 局所症状が主訴であっても

年齢・性別：6歳・女児．
主訴：右足関節痛と腫脹．
病歴：運動会の練習が始まり，友だちとふざけていて捻ってから痛くなったと本人が母親に伝えたため，母親は捻挫と思いこんで家庭で湿布していたが，痛くて足を引きずるため，心配になり，急患センター受診．整形外科が混み合っていたため，小児科に相談があり，小児科受診となる．

現症 ▼

診察医は母親から，「運動会の練習中に友人とふざけて捻ったようで，だんだん痛くなってきているが骨折してないでしょうか？」と聞き，足関節の腫脹のみを診て，すぐにX線撮影を行った．X線上，骨・関節の異常は認めず，整形外科医のコンサルトも受け，捻挫としてよいであろうと診断し，湿布で様子を見るように説明して帰宅させた．この間，右足関節の視診のみであり，ズボンをあげて観察することや他の症状の有無などについて問診もしていなかった．

経過と結果 ▼

帰宅したあと，朝まで何とか眠れていたが，早朝より腹痛も出現するとともに，足の痛みがひどく歩けないと泣き出し，さらに下肢に湿疹が出てきたため，朝一番の受診となった．下肢には点状出血斑と大腿部，膝の近傍には紫斑も認められ，足関節は両側腫脹していた．腹痛もあるため，腹部超音波検査を行ったところ，上部小腸粘膜の浮腫も認め，アレルギー性紫斑病と診断し，入院加療とした．

I 診療の基本の不徹底によるリスク症例

スキルアップ アレルギー性紫斑病

アレルギー性紫斑病の一般外来での頻度を教えてください.

　アレルギー性紫斑病の頻度は小児で最も頻度の高い血管炎で年間 10 万人当たり 10 人程度の発症率と言われています.好発年齢は 4〜8 歳あたりで,2 歳以下,10 歳以上は少なく,年単位での再発例もよく経験されます.

何が問題か
1) 母親の訴えのみに対応し,母親の言葉を鵜呑みにして対応が不十分だったと言える.
2) 母親の言葉と局所の視診のみで思いこみ診断を行ったと言える.
3) 整形外科医が最初の診療を行っていた場合,どうなったかわからないが,原因不明の足関節痛・腫脹との紹介であれば全身の診察を行っていた可能性はあると言える.

リスク対策
1) 実際に母親の説明が正しくても,他の異常がないか,全身を診療することが基本であることを考えれば,安易に思いこみ診断をしたといえる症例であり,常に局所症状にとらわれず,全身診察を行うことが基本である.
2) 忙しい時間帯であろうが,なかろうが,初診患者は全身診察を基本にすべきである.

課題
1) 局所所見にとらわれず,全身の診察を行うことが診療の基本であることを再認識して診療を行う姿勢を持ち続けることが必要である.
2) 特に多忙時や終了時間直前などこのようなことが起こりやすいので注意が必要である.

3 章　小児救急のリスク症例に学ぶ

教訓：局所症状にとらわれず，全身診察が診療の基本．

> **スキルアップ**　**アレルギー性紫斑病の症状**
>
> 　アレルギー性紫斑病は多彩な症状を呈し，しかも時間的にも多彩さを持っているため，診断に苦慮する症例が多いです．紫斑・関節腫脹のない腹痛の持続で開腹手術を行ったなどの報告も後を絶ちません．
>
> ### 紫斑の特徴
>
> **紫斑の特徴を教えてください．耳介などにもあり，斑状，点状，赤色，紫色，大小さまざまと言われますが．**
>
> 　紫斑の特徴はいわゆる点状出血斑が主で，時に紫斑まで増悪する場合がありますが，特発性血小板減少症は紫斑が中心であるのに比し，本症は点状出血斑が重力負荷のかかりやすい下肢，臀部などに好発するのが特徴です．局所に負荷がかかると，例えば採血のための駆血帯を巻くとその部に出血斑〜紫斑が出やすいなども特徴です．さらに出血斑のみならず，足関節など下肢の関節腫脹を伴っていることも特徴です．関節痛も著明で跛行なども見られます．

Ⅱ 日常診療で陥りやすいリスク症例
4．前駆症状の見落とし

症例 12

熱性けいれんでは意識レベルの評価を確実に

年齢・性別：3.4 歳・男児．
主訴：熱性けいれん．
病歴：4 日前から発熱し，39℃台の発熱が続き，鼻汁，咳嗽なども徐々に増悪していた．高熱時はグッタリする感じが強いため，毎日近医を受診して，加療を受けていた．2 日目に解熱薬（アセトアミノフェン）でも下がりが悪いことを訴えたところ，解熱薬を変更してポンタールを処方された．3 日目には輸液を 200 m*l* 受けて，これで解熱しやすくなるだろうと説明された．同日，夜 21 時に眠っていて突然，目を覚ましたかと思ったら，歌い出したり，いないはずの父親を呼んだり，スイカを食べると言い出したり，意味不明の発語が見られた．そして，約 25 分ぐらいして全身性強直性けいれんが 20 分間認められ，救急車を要請して，救急センターを受診した．車内ではけいれんは消失していた．

現　症
▼
救急センター到着時，意識は清明ではなく朦朧(もうろう)とした感じであったが，ダイアップ坐薬を挿入する際にはわかっているかのように泣き出しお尻と足に力を入れて嫌がった．40.2℃と高熱を認めたが，髄膜刺激症状は認めず，胸部の聴診所見も異常がないことから，当直医は熱性けいれんと判断した．坐薬を入れたので大丈夫と説明し，熱性けいれん時の坐薬の使用方法として，8 時間後に再度，挿入するように指導した．母親から意識は覚めるのかの質問に，「坐薬を入れるときにあれだけ嫌がったのでわかっているはずだが，けいれん後で少しボーとしているだけでしょう」と答え，さらにダイアップ坐薬でしばらくは眠るしボーとするのが続くだろうと説明した．明日はかかりつけ医を受診するように指導して帰宅させた．

3章 小児救急のリスク症例に学ぶ

> **スキルアップ** 小児の解熱薬
>
> 1）ポンタールですが，インフルエンザ脳症に悪い影響を与えると聞きましたが．
> 2）予防投与について教えてください．
>
> メフェナム酸（ポンタール），ジクロフェナックがインフルエンザ脳症の死亡率を高める可能性が指摘され，わが国でも同薬剤の使用が制限されました．
>
> 小児に安全性が確立された解熱薬はアセトアミノフェンとイブプロフェンの2種類のみであることは知っておく必要があります．本例では近くのかかりつけの内科小児科医で安易にポンタールを処方されたことも大きな問題点です．
>
> 熱性けいれんにおける抗けいれん薬の予防投与はジアゼパム坐薬（ダイアップ）を1回に0.4〜0.5 mg/kgを頓用しますが半減期が12時間ほどであるため，熱性けいれんの起こりやすい24時間をカバーするために初回投与から8時間後に2回目を投与すれば予防可能です．投与目安の体温は37.5℃以上としています．

経過と結果
▼

帰宅途中に嘔吐が見られたが，説明されたように眠っていたのでそのまま自宅に帰った．しばらく寝ていたが，再度，少量嘔吐して，怖い，怖いとうわごとのように発語して，またトロトロと寝入った．発熱は39.8℃であったが，寝たのでそのまま寝かせて様子を見ていた．息づかいが荒いことで目が覚めて，患児を見たら，突然，意味不明の発語をしたかと思ったら，再び，身体が突っ張ったようになって四肢硬直し，見る見る顔色が悪くなった．途中で数回喘ぐような大きな呼吸をしたが，救急隊が到着したときには四肢の硬直は取れた感じで，呼吸が止まっているように思えた．救急隊が心肺蘇生をしながら，再度救急センターに搬送した．搬入時は心肺

停止状態であった．懸命の蘇生で心拍再開したものの，約 8 時間後に ICU で再度心停止が起こり，そのまま心拍再開しなかった．あとで，その地域でインフルエンザが流行しはじめていることがわかったが，その情報は救急センターではつかんでいなかった．

何が問題か ▼

1）けいれん発症前に普段とは異なる，精神症状と思える発語が見られていたことに対しては全く評価がされていない．
2）けいれん後の診療において意識レベルの判断が十分ではなく，かなり曖昧な評価をしてしまっている．
3）熱性けいれんの診断基準が守られていないとは言え，けいれん持続時間や発作型，および意識レベルの評価を正確に行うべきである．
4）急速な経過をたどった症例であるが，注意深い観察があれば，最悪の結果は回避でき何らかの対応策が見つかったかもしれない．
5）地域の流行疾患の把握システムがなく，救急医療体制に従事する医療者側への情報供給体制が確立されていない．

リスク対策 ▼

1）熱性けいれんの場合には，けいれん発症前に意識障害を思わせるような精神症状（前後脈絡のない発語）は認めないことを覚えておく必要がある．
2）熱性けいれんは発熱して 24 時間内に発症することが一般的である．ただし，1 歳未満では発熱 24〜36 時間以内も少なくないことは覚えておくべきである．
3）熱性けいれんの多くは 5〜10 分以内で自然消失することがほとんどであり，20 分間以上のけいれんの場合には救急医療においても中枢神経系の精査が必要である．
4）熱性けいれんではその多くがけいれん後の意識レベルは問題なく清明であることから，意識障害を疑わしめる，もしくは意識障害が認められた症例はやはり，中枢神経系の

精査を必要とする．
5）単純型の熱性けいれんらしからぬ点が認められた場合，あるいはそのような疑いがある場合には救急医療現場であっても診療後すぐに帰宅とさせず，しばらく院内での観察を行うべきである．
6）地域での流行疾患の把握体制は確立しておく必要があり，常に救急センターとしての情報収集を行っておかなければならない．

課題

1）熱性けいれん単純型として対応可能なケースは，①1歳以上，6歳未満，②けいれん持続時間15分未満，③発熱38℃以上，④けいれんが両側性で部分発作を認めない，⑤2回/日以上の回数を認めない，⑥精神運動発達遅滞を認めない，などの因子が揃っていることである．
2）意識障害をけいれん前後に認める症例は明らかに単純型熱性けいれんではないとして，即座に中枢神経系精査を行うべきである．
3）発熱からけいれん発症までの時間も確実に問診し，重要

スキルアップ **けいれん回数**

けいれんは年何回以上認めないのでしょうか？

複合型熱性けいれんのリスク因子のけいれん回数は，日に2回以上，年に5回以上，合計10回以上ということが言われています．また，けいれんの型の部分ではいわゆるトッドの麻痺（Todd paralysis：発作後に発作発現部位にみられる一過性の筋緊張低下ないし麻痺）と言われるものを含めて両側性で，部分発作ではなく，麻痺を残さないものとされています．

な診療材料として評価すべきである．
4）有熱性けいれんでも無熱性けいれんでも，意識が清明であることを確認するまでは診療は終わっていないことを自覚すべきである．
5）地域の感染症サーベランス体制を確立させ，流行疾患の把握を救急センターとして行っていく必要がある．

教訓：熱性けいれんでは，意識障害はけいれん前後で認められないと考えてよい．熱性けいれんは，その多くが熱発 24 時間以内に発現してくる．意識障害が疑われた症例は，必ず中枢神経系精査を行って特に重篤な感染症の否定が必要である．外来診療可能な有熱性けいれんは単純型熱性けいれんのみであり，1 つの因子でも欠けた場合には確診できるまで医療施設で観察すべきである．

スキルアップ　熱性けいれん

　単純型熱性けいれんが確診できない有熱性けいれんの場合には，採血検査による炎症反応，血糖，血清カルシウム値，血液ガス，アンモニアなどの評価が必要であり，さらに中毒物質の摂取・誤飲の有無を評価し，髄液検査，頭部 CT 検査などまで行う必要があります．

症例 13

劇症髄膜炎菌性髄膜炎
出血斑を認めながら、診断が遅れた

年齢・性別：15歳8ヵ月・男児．
主訴：高熱，頭痛，大腿痛，出血斑．
病歴：前日まで元気でバスケット・ボールクラブ活動をしていた．通常通りの生活をしていたが，当日朝から発熱40.0℃と全身倦怠感を認め，嘔吐1回，頭痛・関節痛・大腿痛出現してきた．市販の感冒薬を服用させ，自宅安静をしていた．15時頃に下肢の出血斑に気付くがクラブで打ったものと思っていた．熱が下がらず，苦しがるため，19時前に急患センター受診．

現症

意識は清明であり，頸部硬直も認めなかった．インフルエンザ迅速診断キットでB型陽性となったため，インフルエンザと診断した．上肢にも出血斑が認められてきていたため，家族の希望もあり，血液検査を行ったが，WBC 14,300/μl, RBC 356×10^4/μl, Hb 13.2 g/dl, Ht 42%, Plt 12.3×10^4/μl であった．PLが低値であったが，ウイルス感染に伴うものと判断して，そのように説明した．翌日はかかりつけ医を受診するように説明して帰した．

経過と結果

急患センターからの帰宅途中から，意識がもうろうとする感じが見られたが，高熱のせいと考えて，そのまま帰宅した．自宅に着いて2階に登れずに，幻覚と四肢硬直を認めたため，救急車要請．救急隊が最寄りの救急告知病院へ搬送するも状態が悪いと救命救急センターにそのまま転送となった．救命救急センターでは意識低下が認められ，頸部硬直が顕著に認められ，頭部CT検査ではわずかに脳浮腫を認めたため，インフルエンザ脳症・脳炎として精査された．

採血にてCRP 20.0 mg/dl 以上，Plt 8.6×10^4/μl, AST 132

IU/L, ALT 102 IU/L, LDH 524 IU/L と炎症反応強陽性と血小板減少, 肝機能異常を認めた. さらに髄液検査で細胞数の増加と糖の低下, グラム陰性菌の塗抹陽性, ラテックス凝集反応で髄膜炎菌が陽性であった. 髄膜炎菌性髄膜炎で Waterhouse-Friderichsen syndrome（臨床的に劇症な, 汎発性血管内凝固症, 出血性副腎梗塞, 髄膜炎球菌敗血症, 急性副腎皮質機能低下症を呈する症候群）と診断され, ただちに抗菌薬療法を中心とした集中治療が開始された. 幸いにも抗菌薬に反応し, 7日目に解熱し, 後遺症なく回復した.

何が問題か ▼
1) インフルエンザ迅速キット検査陽性のためにインフルエンザの診断に安心してしまい, 出血斑に対する考察を詰めなかった.
2) 一般検血のみの検査に終始し, 著明な PL の低値を認めなかったために, 安易にウイルス感染に伴うものと判断した.
3) インフルエンザウイルス感染のみの場合には WBC も減少していることが多いが, 本例では増加しており, 一般検血の評価が不十分であった.

リスク対策 ▼
1) 疑った診断名では解決できない症状・検査結果が認められる場合には納得できるまで追求する必要があり, 診断にそぐわない前駆症状はおろそかにしない.
2) 短時間の発症に伴う感染症での出血斑の存在を認める場合には髄膜炎菌感染症は念頭に置く必要がある.

課　題 ▼
1) 一般的に疾患の病態生理は一元論で構築するが, どうしても結びつかない症状や検査結果がある場合には検査を広げるか, しばらく院内における観察を行わなければならない.
2) 混合感染は稀に存在することを常に認識しておく.
3) 迅速診断キットの発達で診断が容易になった部分はある

が，その診断名に合わない症状が見られる場合には必ず，他の診断検査も行う．

4）納得できない症状がある場合には院内での観察時間をおく．

教訓：インフルエンザウイルスによる通常の感染では WBC 減少，PL 減少はよく経験されるが出血傾向の出現は皆無である．

診断名に合わない症状がある場合には，単一疾患ではなく複合疾患の罹患を想定しなければならない．

髄膜炎菌感染症は最近 15〜19 歳で増加している（ネルソン小児科学，第 17 版，2003）．

> スキルアップ
>
> ## Waterhouse-Friderichsen syndrome
>
> Waterhouse-Friderichsen syndrome は髄膜炎菌以外にも大腸菌，インフルエンザ桿菌，緑膿菌などグラム陰性桿菌や肺炎球菌などグラム陽性菌での報告も見られます．病態は重症細菌感染症に伴う播種性血管内凝固症候群（DIC），副腎出血による副腎不全，急速なショック症状などを特徴とします．

5．検査への過信

症例 14

すべて正常のことがある発熱早期の検査は

年齢・性別：2.3 ヵ月・女児．
主訴：発熱，グッタリ，不機嫌．
病歴：21 時の就寝まではさほど変わりはなかったが，やや母乳の飲みが悪い感じは受けていた．そのまま寝てしまったために哺乳が少なかったことは気にしていなかった．夜半 1 時過ぎに泣き出したため，ミルクかと思うも体熱感を感じたため，体温を測定すると 38.6℃ であった．母乳はいつもの半分少々は飲んだが，その後は不機嫌で寝付かないため，あやしていた．しかし，発熱が 39.4℃ となったために不安になり，2 時 30 分過ぎに急患センターを受診した．3 時前に診察になったが，その時点で呻くような呼吸をしていた．診察するなり，すぐに入院精査を勧められ，不明熱・細菌感染症として当院紹介となった．

現　症

午前 4 時前に救急車搬送となり救急室に到着した．到着時，体温 39.6℃ で全身皮膚色はまだらで四肢冷感と末端チアノーゼがあり，さらに四肢トーヌスは低下しており，呼吸は促迫して呻吟が聴かれた．大泉門の膨隆は認めなかった．啼泣はあるもののやや弱々しく感じられた．嘔吐はなく，頸部硬直も認めなかった．

経過と結果

直ちに septic work を行い（発熱に気付いて 3.5 時間後），入院処置とした．血液検査では WBC は 3,200/μl で好中球優位であった．CRP は 0.9 mg/dl と低値であった．TP は 5.8 g/dl と低値であったが他には異常なく，電解質などのバランスも良かった．髄液検査では細胞数は 5/3 で髄液蛋白は 34 mg/dl，髄液糖は 48 mg/dl（血糖 120 mg/dl）であり，細菌塗抹は

陰性，ラテックス凝集反応も陰性であった．また，検尿でも尿沈渣は正常であった．髄液および血液培養を行って抗菌薬治療を開始することとした．臨床的には重症感染症を疑わせたが，検査結果はあまり問題ないように見えたため，抗菌薬は迷った末，FMOX 100 mg/kg/day を選択して治療開始した．

入院約 5 時間後，けいれん，無呼吸が出現したため，人工呼吸管理を余儀なくされた．けいれんが頻発するため，頭部 CT 検査を行うもヘルペス脳炎などを疑わせる異常陰影はなかった．再度，採血と髄液検査を行ったところ，WBC 数は 14,500/μl と増加し，CRP は 18.6 mg/dl と高値を呈していた．髄液検査でも細胞数は 4,600/3 と増加し，髄液糖は 18 mg/dl と減少し，塗抹検査でも桿菌陽性であり，ラテックス凝集反応でインフルエンザ桿菌が陽性であった．直ちに抗菌薬を変更するとともに，細菌性髄膜炎としての治療を開始した．

何が問題か ▼

1）炎症反応の軽微さに目がいき，思わず重症細菌性感染でないと思いこんでしまった．
2）その思いこみが抗菌薬選択を誤らせてしまったと言える．
3）白血球数 5,000/μl 以下は重症感染徴候として捉えるべきである．

リスク対策 ▼

1）臨床症状から重症感染症を疑い，落ち度のない検査を行っていたが，検査結果が予想に反して良かったことから，つい検査結果を信用してしまったと言える症例である．
2）もう少し冷静に発熱から検査までの時間を考えれば，炎症反応自体が反応していないことに気付かれたと思われる．
3）いずれにせよ，医療者も常に重篤な疾患でないことを願っている気持ちが底辺に流れていることから，検査結果が良いとそれを信じてしまいがちである．

課題
1）幼弱乳児の発熱の場合，発熱からの時間を考慮して検査結果判断をする必要があり，臨床所見と相反する場合には短時間のうちに再検すべきである．
2）CRP は発熱から 6 時間を経て反応してくるといわれ，6 時間以内の検査の際には細心の注意を払って判断する必要がある．
3）臨床症状と検査所見が合わない場合には臨床症状を優先して治療開始していたほうが後々の問題は少ないと思われる．

教訓：乳幼児の発熱における CRP は発熱 6 時間以内では反応しにくいので注意する．

スキルアップ　細菌性髄膜炎の起炎菌

　元来，生後 3 ヵ月未満児では大腸菌，B 群溶連菌が細菌性髄膜炎の 2 大起炎菌とされていましたが，最近，特にインフルエンザ桿菌の髄膜炎が増加するとともに，低年齢化しています．さらに BLNAR-Hi（βラクタマーゼ陰性アンピシリン耐性インフルエンザ桿菌）が増加し，従来のアミノベンジルペニシリンとセフォタキシムの 2 剤による経験的治療では失敗する症例が出てきていることはきわめて遺憾なことといえ，セフォタキシムの効かないインフルエンザ桿菌の出現から，メロペネムなどが第一選択剤として考慮される時代になってきました．
　また，発熱から半日〜1 日で死亡するなど，劇症 GBS 感染症も散見されるため，発熱早期の検査データに安心することなく，C-PTAS における PAT〜バイタルサインの評価を重視すべきです．

症例 15 過信してしまった穿孔性虫垂炎 超音波検査を

年齢・性別：13歳・女児.
主訴：腹痛，下痢，嘔吐.
病歴：4日前からの発熱，腹痛，嘔吐がみられ，感染性胃腸炎と診断し，バクシダールやエンテロノンRなどの内服薬にて加療するも改善が悪く，痛みが強く摂食不良で下痢も出現してきて，全身倦怠感が強くなったため，準夜帯で紹介入院となる.

現症

やや顔色は悪いが笑顔も見られ，一般状態はさほど悪くなかった．診察室への入室も歩行はしっかりしており，お腹をかばう仕草などは認めなかった．咽頭発赤は軽度認め，腹部腸蠕動音はやや低下していたが，金属音などは聴取されなかった．腹部触診所見では下腹部の緊満感はあるものの実際には反跳痛などの腹膜刺激症状などは認めなかった．腹部単純X線写真では大小不揃いのニボーを少し認めるもソーセージ様ガスや骨盤腔内に糞石影などは認めなかった．採血検査ではWBC 9,600/μlで好中球優位であったが，核の左方移動は認めなかった．CRPは4.8 mg/dlと軽度増加していた．電解質・肝機能異常などは認めなかったが，血清総ビリルビン値は1.4 mg/dlと軽度増加していた．検尿ではケトン体が1+以外は異常なかった．紹介時の主治医の超音波検査，および翌朝の放射線科医の超音波検査でも異常がなく軽度の腸粘膜の浮腫と腸液貯留が認められるとのことから，細菌性腸炎として便培養を行い，抗菌薬および輸液・食事療法を開始した．

経過と結果
▼

　入院後，微熱と食思不振が続き，腹痛の増加はないものの，腹部触診時は軽度の圧痛を下腹部全体に訴え，自発痛もさほどないものの時折訴える程度であった．微熱および腹痛が続くため，入院4日目（治療開始3日目）に腹部超音波検査を再度施行したが，特に異常所見は指摘されなかった．便培養でも有意な菌は検出されず，入院5日目のWBCは6,700/μlであったが好中球優位のままで，CRPは3.5 mg/dlと陰性化していなかった．しかし，入院6日目以降から徐々に活気が出てきて，腹痛の軽減と食欲が少し出てきたため，家族との相談で退院フォローに切り替えた．

　退院3日目の夜，激しい腹痛と嘔吐，および頻回の下痢を訴え，再受診となった．経過が長いため，再入院時に腹部の造影CT検査を施行したところ，限局性腹膜炎と骨盤腔内に膿瘍形成を認め，穿孔性虫垂炎からの波及が予想された．すぐに緊急手術が行われ，開腹所見は虫垂の穿孔と腹膜炎および骨盤腔内膿瘍形成と右卵巣との癒着が認められた．

何が問題か
▼

1）開業医からの急性胃腸炎の診断紹介を安易に信じたわけではないが，結果的にそのような意識があったこととなる．
2）腹部超音波検査を行い陰性所見であったために，その結果を信じてしまったきらいは否めない．
3）検査結果の推移が臨床的に納得できかねる部分があったにもかかわらず，腹部超音波検査結果に終始したといえる．
4）院内の都合で検査結果がすべて好転していないことを心配していた家族を，超音波検査が大丈夫ということで外来フォローとしたことである．

リスク対策
▼

1）総ビリルビン値の上昇，炎症反応の軽度亢進，腹部所見などから急性虫垂炎を念頭に入れたものの，その診断に関して超音波検査のみに頼ってしまった．
2）血液検査の推移を安易に片づけ，なぜ残存するかの徹底的な検索を怠ったと考えられる．

3）家族の意向・心配を十二分に把握し対応してあげず，医療者側の都合を優先してしまった．

課　題 ▼

1）急性虫垂炎における超音波検査の有用性は高いが，実際に穿孔性虫垂炎では極端に低下することを念頭に，超音波所見上陰性所見の場合には特に再認識して対応すべきである．
2）検査結果の推移に疑問が生じた（検査結果がすべて一致していない）場合は安易な結論を出すのではなく，積極的に原因を究明する必要がある．
3）常に家族の意向，もしくは心配点を把握して，その意向にそって対応する．

教訓：穿孔性虫垂炎では超音波検査より，造影 CT が有用である．

症例 16

中等度以下のびまん性軸索損傷はCT上変化なし

年齢・性別：7歳・男児.
主訴：交通外傷，意識障害.
病歴：夕方，急に道路を飛び出して，走ってきた大型ダンプカーと衝突し，5〜6 m 跳ね飛ばされ，落下後かなり回転しながら止まったとのことであった．救急隊が現場到着時，四肢を動かし，呻いているものの呼びかけには反応せず，意識レベルは Japan Coma Scale（JCS）100 と判断し，呼吸，心拍，血圧には問題なく，外傷も目立ったものはないとの搬送要請があった．

現症 ▼

来院時，興奮している状態で明確な発語はないものの，暴れて意志疎通が全く不可能な状態で，JCS 30 と判断された．四肢・躯幹の動きに左右差はなく麻痺も認めなかった．外傷も全くなく，頭部は右側頭部にわずかに擦過傷は認めるも出血もほとんどなく，皮下血腫なども認めなかった．輸液確保し，血液検査を行うも，肝酵素の逸脱は認めなかったが，血糖は 204 mg/dl と上昇し，CK がわずかに 369 mg/dl と高値を呈していた．意識レベルの判断が困難になることも含めて，鎮静方法を迷ったが，頭部 CT 検査を優先するため，ドルミカムを投与するも十分な効果が得られず，イソゾールを静注して CT 撮影を行った．脳実質内出血，硬膜下・硬膜外出血・血腫も認めず，脳浮腫は起こしていないと判断した．しかし，イソゾールを使用したこと，および意識レベルが悪いことから集中治療室に収容して観察治療を行うこととした．

経過と結果 ▼

イソゾールが切れると暴れて，管理不可能となるため，呼吸抑制がこない程度に投与し，輸液は維持量の 80% 程度に絞り気味で投与した．この時点で受傷機転からびまん性軸索損

傷を念頭において，脳浮腫はないものの腫れてくるかもしれないと予測して，グリセオールの投与，およびワコビタール坐薬の投与を行った．ただし，脳浮腫を認めなかったことから脳低温療法は行わなかった．翌日の受傷後，約 20 時間後の頭部 CT 検査を行ったが，全く CT 上は変化なく，浮腫も認めなかった．このことから，イソゾールを減量し，グリセオールも減量オフとした．呼吸循環状態が安定しているため，ICU から小児病棟へ転室し，母親の付き添いをはじめた．1両日で意識レベルは戻ってくると判断していたが，全くコンタクトが取れず，暴れる状態が続いた．再々度，頭部 CT を受傷 5 日目にも撮影したが，CT 上での異常は認めず，びまん性軸索損傷は強いものはないと判断したが，意識レベルと CT 所見が合わないため，頭部 MRI を無理に頼んで，受傷 8 日目に MRI を施行し，FLAIR 像で多発性散在性の high density area を認めびまん性軸索損傷と診断し，再度，グリセオールの開始とイソゾールによる鎮静を再開した．1 週間継続して，再度 MRI を撮影して，high density area 像の減少を確認して，漸減することにした．この頃より自発語が見られ，母親との意志疎通が可能となってきた．

何が問題か ▼

1）外傷性意識障害において，頭蓋内損傷（脳出血，脳挫傷，硬膜下・外血腫）のみに注意が集中していた．
2）びまん性軸索損傷も念頭に入れていたが，撮影が簡便な CT での判断に過信したきらいがある．
3）院内検査システム上，MRI が緊急検査できない点が問題視されたが，主治医がどこまでその必要性を強く感じていたかがもっと問題と言える．

リスク対策 ▼

1）軽症〜中等症のびまん性軸索損傷における CT 所見の乏しさを正確に理解していなかった．
2）CT 所見と意識障害が合わない場合には緊急 MRI 検査が必要であることを再認識させられた．

II 日常診療で陥りやすいリスク症例

3）実際に臨床症状よりも CT 所見を重要視し治療計画を実施した．

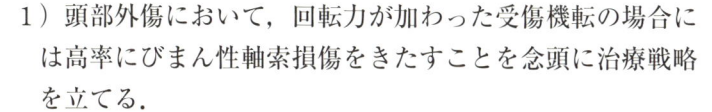

課 題 ▼
1）頭部外傷において，回転力が加わった受傷機転の場合には高率にびまん性軸索損傷をきたすことを念頭に治療戦略を立てる．
2）意識障害と頭部 CT 所見が合わない時には緊急 MRI 検査を行い，びまん性軸索損傷の診断を行う．
3）MRI では必ず FLAIR 像を撮影しておくことが重要となる．
4）臨床症状の正確な把握が最も重要であり，臨床所見と合わない検査結果の場合にはその原因を正確・早急に解明する努力が必要で，単一検査結果で安易に治療計画を立てるべきではない．

教訓：回転性外力が加わった頭部外傷はびまん性軸索損傷が高率に生じる．びまん性軸索損傷の診断は CT より MRI（FLAIR）が有用である．

スキルアップ　びまん性軸索損傷

びまん性軸索損傷の病態について解説してください．CT より MR が有用な理由について教えてください．

びまん性軸索損傷（diffuse axonal injury）の病態とは遷延性昏睡を主症状とする頭部外傷の最重症型とも言えます．元来，びまん性脳損傷において病理学的に軸索損傷を認めることが多いことから，びまん性軸索損傷（diffuse axonal injury）と呼ばれてきました．しかし，臨床的に脳震盪と診断された症例にも軸索の変化がみられることや軸索損傷のみならず血管損傷も病態形成に重要な役割を果たしているとの指摘から，びまん性脳損傷（diffuse

brain injury）と呼称されるようになりました．
　びまん性脳損傷の分類では，①脳震盪，②びまん性脳組織損傷，③びまん性脳腫脹に分類されます．狭義のびまん性軸索損傷とは②のびまん性脳組織損傷と考えてよいでしょう．特徴的な臨床症状として，その重症度に幅はあるものの，6時間以上の意識障害を伴うにもかかわらず，初期には頭蓋内圧亢進症状は認めません．CT所見も正常のものから脳幹部，基底核部，脳室壁，脳梁など広範囲に点状出血が認められるものまであります．
　①軽度：6〜24時間意識障害が持続し脳幹症状のないもの
　②中等度：24時間以上の意識障害を認めるが脳幹症状を認め
　　ないもの
　③重度：24時間以上の意識障害と脳幹症状を認めるもの
に分類されています．
　点状出血や脳腫脹など血管損傷に基づく変化を描出するCTでは軸索損傷自体を反映した変化をとらえるのは困難です．MRIにも検出能力に限界はあるもののCTに比べ病変描出能力ははるかに高いのです．特にT2強調画像，FLAIR像が有用であり，軽度〜中等度のびまん性軸索損傷においてCTで判明できない病変が描出されます．

頭部外傷における意識障害

　頭部外傷における意識障害では積極的に脳低温療法を行うべきですが，その治療開始基準は，著者の施設では，受傷後3時間以内（どうあっても6時間以内）の症例，搬入時血糖値 180 mg/dl 以上，意識レベル JCS 100 以上，CT上脳浮腫が認められる，としています．

6．問題点の先送り・判断の遅れ

症例 17

致死的で怖い疾患である今でも麻疹肺炎は

年齢・性別：1 歳 9 ヵ月・女児．（図 1）
主訴：呼吸窮迫，麻疹肺炎．
病歴：「喘息性気管支炎で外来通院中に，待合室で麻疹と診断された子どもと隣り合わせになったけど，大丈夫でしょうか？」との問いかけに，診察医は「ちょっとの間なら大丈夫でしょう」と説明し，ワクチンおよび γ-グロブリンの接種による発症回避の説明は行わなかった．相談を受けた日に接触していたが，当日は患児に発熱など認めず，軽度の喘鳴を伴い呼吸苦は認めなかった．

　この受診の日から 12 日目に発熱し，翌日受診．上気道炎の診断下に内服薬処方して様子を見ることになった．発熱 4 日目に発疹出現し，コプリック斑を認め，麻疹と確定診断する．6 日目に元気がなく，咳が増えたとの訴えで受診した．家族は入院を希望したが，個室がなく隔離ができないこともあり，もう解熱時期に入るし，現時点で脱水は認めないので入院は必要ないと説明し帰宅させた．

　8 日目に解熱せず，グッタリ感が強くなるとともに，咳がひどくなったため，受診．改善が悪いということで入院となる．この時点での胸部 X 線では特に肺炎像はないと判断されていた．入院後，輸液・抗菌薬の経静脈的投与を開始した．入院後も全く解熱傾向は認めず家族の心配は強く，大丈夫かの訴えが続いていた．抗菌薬と輸液を行っているから大丈夫で心配ないと答えていた．

　しかし，11 病日（入院 3 日目）激しい咳込みが見られ，家族の不安が頂点となり，再三，「このままで本当に大丈夫なのか？」と訴えてきていた．胸部 X 線撮影にて明らかな肺炎像を認めたため，γ-グロブリン製剤の投与と抗菌薬の変更を行った．し

3章　小児救急のリスク症例に学ぶ

かし，病勢は好転せず，次第に傾眠傾向となり全く元気がなくなってきた．14病日（入院6日目）の胸部X線では肺野全体の含気量が低下しているため，人工呼吸管理が必要と判断して，救命救急センターへ搬送となった．救急車による搬送中に心音が微弱となり，マスク・バッグを行い，搬入となった．

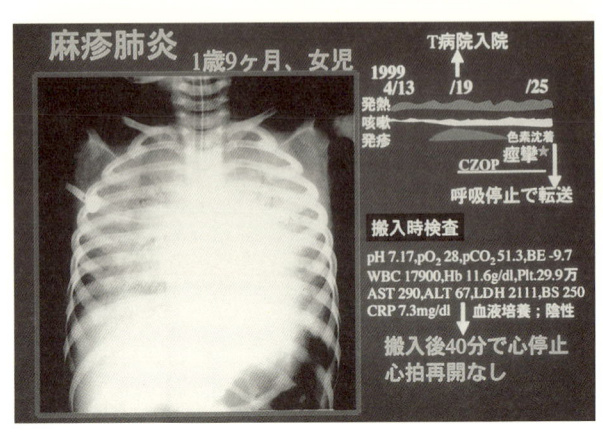

麻疹肺炎 1歳9ヶ月，女児

T病院入院
1999
4/13　/19　/25
発熱
咳嗽
発疹
　　　　色素沈着
　　　　CZOP　痙攣★
呼吸停止で転送

搬入時検査
pH 7.17, pO₂ 28, pCO₂ 51.3, BE -9.7
WBC 17900, Hb 11.6g/dl, Plt.29.9万
AST 290, ALT 67, LDH 2111, BS 250
CRP 7.3mg/dl　血液培養；陰性
搬入後40分で心停止
心拍再開なし

図1

現　症
　搬入直後に心停止が起こり，急患室にて心肺蘇生を行った．しかし，多臓器不全を起こしており，心拍再開後，3時間で死亡した．搬入時の検査ではCRPは8.9 mg/dlであり，血液ガスでは強い混合性アシドーシスを認めた．

経過と結果
　心拍再開後，強心薬および昇圧薬などの投与を行ったが，換気の改善が得られないまま，心拍再開後，約3時間にて再び心停止に陥り，その後は心拍再開することはなかった．家族は明らかに不満を抱いており，「再三にわたって，呼吸が苦しそうと訴えていた時点で搬送してくれていたらこんな結果にならなかったのでは？」との質問が続いた．

何が問題か
1）本例では経過を通して，明らかに判断の遅れが随所にあり，その最たるものが人工呼吸管理開始の判断の遅れといえるであろう．

Ⅱ　日常診療で陥りやすいリスク症例

2）麻疹患児との接触時点で家族の心配が訴えられており，発症予防の措置を行うか，その説明をしておくべきであった．
3）実際に麻疹の診断が付いた時点でも家族は入院希望であったが，脱水などがないということで入院加療を見合わせた．
4）入院後一定の治療を行っているが，その評価が十分になされておらず，経過に合わせての治療戦略の変更が遅れていた．
5）医療施設能力を考慮した危機管理能力がなく，かなり悪化するまで漫然と経過を見てしまっていた．

リスク対策 ▼

1）吸器症状の出やすい子どもであることを考慮すれば，接触時点での積極的予防措置（γ-グロブリン投与，予防接種施行）を行うべきであったと思われる．
2）病院側の都合で入院希望に対応していなかったが，本例の経緯からは何らかの対応が必要と考えられた．

スキルアップ　γ-グロブリン投与と予防接種施行

γ-グロブリン投与と予防接種施行の使い分けを教えてください．予防接種は接触して 72 時間以内なら OK であるという意見もありますが．

　麻疹患児との接触 72 時間以内なら緊急予防接種にて発症が回避可能です．72 時間以上経過している場合，筋注用 γ-グロブリンを接種して受動免疫を起こすことにより，発症を回避，もしくは病勢を軽症化できることが知られています．使い分けとしては接触からの時間でどちらかの選択を選んでいます．本例はこの 2 つの方法の説明を当初に怠っていたことが大きな問題です．

3）入院後の対応において，患者家族からの訴えに十分に耳を傾けず，細かな対策がとられなかった．
4）実際に呼吸状態は急激に悪くなったのであるが，その予知に細心の注意を払う必要があった．
5）呼吸管理の必要性の判断が遅れた症例と言える．

課題

1）院内感染の発生が十分疑われる症例では発症前に十分な対応が必要であり，その発症の可能性が少ないと思われる症例でも発症回避の方法などを説明しておく．
2）たとえ，医学的根拠が少ない不安においても患者家族の訴えには真摯に対応する．
3）麻疹による呼吸器症状は十分に注意して綿密な現症の把握が必要で，治療戦略の検討を随時行い，実際に人工呼吸器管理開始などの判断を先送りしないことが重要である．

教訓：麻疹では稀であるが重篤な肺炎を合併するので呼吸器症状には注意を要する．麻疹肺炎は重症化しやすく，呼吸管理を始めとする集中治療が必要となる

> **スキルアップ　劇症麻疹**
>
> 　劇症麻疹は発疹の出現と予後が悪く，内臓麻疹などと呼ばれて恐れられていますが，実際に発疹の出現とその程度，さらには発熱の持続，呼吸器症状の推移を細かに観察し，γ-グロブリン製剤の投与や積極的呼吸管理などの時期を逸さないようにすべき疾患です．難病の特殊治療の進歩により，免疫抑制状態の子どもたちが増加している現代では，麻疹，水痘などの劇症化には十分注意を払い，先手，先手の予防策が重要です．

症例 18

喘息は致命的となる 挿管時期の判断が遅れた

年齢・性別：3歳・女児.
主訴：咳嗽，呼吸困難（喘息重積発作）.
病歴：1歳過ぎから喘息発作を起こすようになり，通年性の喘息として外来治療されていたが，2歳過ぎから，入退院を繰り返すことが多くなっていた．試験外泊などを繰り返しながら，約2ヵ月間の入院治療で軽快し退院した．しかし，退院翌日の夜に咳嗽，喘鳴出現し，苦しがるため翌早朝に緊急受診した．退院直後ということもあって，家族は外来治療を強く望んだ．しかし，輸液，吸入，気管支拡張薬・ステロイド薬の点滴にも反応は悪く，昼過ぎに家族も納得して入院となった．

現症
▼

不機嫌であるが，少し会話はできる程度で水分接種は可能であった．しかし，顔色不良で実際に呼吸苦が強く横になることはできず，トイレなどの体動ですぐに呼吸困難は強くなる状態であった．胸部X線検査では肺炎などは認めていないが，縦隔気腫がわずかに認められた．呼吸困難が強いため，酸素マスクで酸素を 2 L/分流している状態で，SpO_2 は94％前後であった．すぐに酸素テントを用意して加温加湿で酸素濃度 FiO_2 40％として治療開始した．

経過と結果
▼

入院後も咳嗽が著明で呼吸困難が続き，治療への反応が悪かった．種々の治療をステップアップするも入院後3日間は小康状態のままであった．長く入院していたこともあって，患児も家族も喘息発作に慣れており，呼吸困難があってもそれなりに水分が摂れたり，テレビを見たり会話したりしていた．家族からの訴えもさほどないこともあり，血液ガスの悪化は認めていたが，何とか乗り切るだろうと判断して，特にイソプロテレノールの持続吸入の指示は見合わせていた．入

院4日目，さらに血液ガス所見が悪化したため，上記吸入を開始した．その夜，点滴が漏れて約1時間後に再確保したが，激しく啼泣して呼吸状態が悪化，吸入を慌てて追加したが，吸入中に異常に興奮して奇声をあげるとともに尿失禁を認め，そのまま呼吸停止し心拍も停止した．挿管・アンビュー加圧を行うも全く胸は膨らまず，そのまま心停止が続き，死亡した．

何が問題か ▼

1）入院の判断は悪くなかったが，実際に家族の躊躇があったために対応が遅れた感じになった．
2）外来治療に対する反応の悪さを考慮して，入院後はもっと積極的な治療が行われるべきであった．
3）入院後，治療への反応が好ましくないことはわかっていたが，長期入院から退院した直後ということもあり，前回の入院中の経過から判断を甘くした可能性がある．
4）入院3日目で血液ガス所見に悪化が見られたときに挿管・人工換気を施行すべきであった．

リスク対策 ▼

1）長期入院からの退院直後ということで，すべての判断が前回入院中の状態を思い浮かべて行われた印象がある．
2）治療への反応の悪さを認識していながら，その対応においては消極的であり，長期入院直後というバイアスがあるものの問題点を先送りしてしまったと言える．
3）臨床現場での挿管時期の判断は決して容易ではないが，特に喘息など急激な悪化が起こりやすい疾患では早めの判断が必要である．
4）現実的には酸素吸入下で SpO_2 が 85〜90% を下回る場合には挿管時期と判断している．

課題 ▼

1）長期入院児など普段から診ている場合は慣れが生じて，その判断が甘くなり，問題点を先送りしてしまいがちである．このような症例ほど判断の遅れが生じやすいことを認

識して対応すべきである．
　2）挿管時期の判断は血液ガス，SpO_2値を参考に対応すべきであるが，これらに加えて，時間的経過の結果を加味して総合的に，かつ早めの決断が重要となる．

教訓：気管支喘息発作での挿管時期は酸素吸入下の SpO_2 が 85〜90％を一応の目安とする．

スキルアップ　酸素吸入

酸素吸入は 2 L でしょうか？

　マスクもしくは経鼻管で投与する場合は 2 L ですが，本人が嫌がらなければ増量することも少なくありません．特に流量は神経質にならなくて良いと考えられます．

　喘息治療は 2008 年治療ガイドラインに沿って行われるべきですが，個々の症例で異なる時間的経過を加味して早期の判断が必要です．

　幼児の気管支喘息について，急性発作の基本的入院治療手順はマスク・経鼻チューブによる酸素投与及び基本輸液（80〜100 m*l*/kg/day）と β 刺激剤＋DSCG の吸入，ステロイド薬（ハイドロコーチゾン 10 mg/kg の 1 回投与後，メチルプレドニゾロン 1 mg/kg の数回/日投与）の経静脈投与を行います．この治療に反応が悪い場合はイソプロテレノールの持続吸入を施行，さらには気管挿管による人工換気を考慮します．

7．インフォームド・コンセントの不備

症例 19
アレルギー性紫斑病
長引く腹痛で開腹術を施行した

年齢・性別：10歳5ヵ月・男児．
主訴：腹痛（長引く）．
病歴：3週間前に腹痛出現したため，翌日，近医受診し，感冒性腸炎と診断加療された．しかし，軽快せず，腹痛の持続と食思不振と活気低下のために2週間前に近くの内科医院に入院した．WBC 12,300/μl，CRP 3.6 mg/dl と軽度の炎症反応を認めた．腹部単純X線（臥位）では特に異常所見は認めなかった．腹部超音波検査は未施行であった．腹痛症として，入院管理し，腹痛時はたびたび，セルシンやペンタジンを投与されていたが，入院後10日以上経ても改善しないため，外来診療応援の小児科医にコンサルトされた．小児科医は自病院の小児科に転院させて精査することにした．

現　症
▼
WBCは11,200/μl，CRPは3.1 mg/dl とほとんど変わらない値であったが，腹部超音波検査で虫垂炎による膿瘍形成が疑われたため，外科に紹介して開腹術に踏み切った．

経過と結果
▼
開腹所見では虫垂に炎症所見は認めず，腸全体の発赤腫脹を認めたため，炎症性腸疾患を考慮して閉腹した．手術5日後に下肢を中心に紫斑と出血斑を認め，アレルギー性紫斑病との診断が付いた．なお，その時点で放射線科医による腹部超音波検査では小腸粘膜壁の浮腫が確認され，アレルギー性紫斑病による超音波像と一致した．また，経過中，関節腫脹や疼痛は認めなかった．

何が問題か ▼

1）内科医院に入院した際の時間的問題は家族の希望でもあったために問題にならなかったが，小児科医による転院後の対応において，十分な説明がなく開腹手術を行ったことには家族は不満を持っていた．

2）長引く腹痛の精査目的で転院したが，実際には採血検査と腹部エコー検査のみで開腹術を決定しており，その時の鑑別疾患を含めてのインフォームド・コンセントが不十分であった．

3）小児科医による超音波検査のみでの判断ではなく，臨床症状が急激に悪化していなかったことから，より熟練医である放射線科医の超音波検査を依頼すべきであった．あるいは腹部の造影 CT 検査などを行うべきであった．

リスク対策 ▼

1）転院後すぐの超音波検査のみで開腹術を決定して，超音波検査そのものの信憑性の確認もしくは外科医の意見などが家族に説明されていなかった．

2）精査を行うための転院であったはずなのに，その診断に至る過程における腹部超音波検査以外の検査は施行されず，行わない理由が説明されていなかった．

3）開腹手術がなぜ必要なのか，他にどのような疾患が考えられるが，それでも現時点では開腹手術を行うことが最良の治療法であるという点に関するインフォームド・コンセントが行われていなかった．

課　題 ▼

1）精査目的での転院はもちろんのこと，通常の外来診療・入院治療においても検査結果から診断するとき，陰性検査の結果も説明したうえでの診断根拠を明確に伝える必要がある．

2）技術を要する検査の場合，その唯一の検査結果で短絡的に診断・治療方針を決定するのではなく，専門医へのコンサルトや他の検査による確認などを行い，決定すべきである．

3）経過が長い症例ほど，あるいは診断決定や変更がある場合には，検査結果を綜合してのインフォームド・コンセントを行い，治療方針の決定・変更の了解を取るべきである．

教訓：アレルギー性紫斑病では皮膚関節所見は認めず，腹部所見が先行する症例が少なからず存在する．アレルギー性紫斑病における腹痛時は超音波検査で小腸（〜大腸）の粘膜浮腫が顕著に認められる．

> スキル
> アップ

アレルギー性紫斑病

アレルギー性紫斑病は，皮膚における紫斑・出血斑が数週間も虫刺されや慢性じんま疹などとして加療されたり，腹痛のみの場合には急性虫垂炎として開腹されたりする症例も少なからず存在します．その症状の時間的推移から診断が困難な症例が少なくないことを念頭に入れ，腹痛児の場合には常に鑑別すべき疾患の1つです．

症例 20

不足で生じた嵌頓包茎 インフォームド・コンセント

年齢・性別：3歳2ヵ月・男児.
主訴：包皮翻転不能.
病歴：包茎ではないかと心配していた母親は，3歳児健診にて尋ねて仮性包茎と診断された．亀頭の半分ぐらいまでは剥けるもおおよそ包皮が半周ほど亀頭と癒着していることを証明され，ステロイド軟膏を処方され，入浴時に剥いて洗うことと入浴後に剥いてステロイド軟膏を塗布するように指導された．実際に剥いて塗布することにより次第に剥けるようになり，1ヵ月過ぎで亀頭すべてが露出できるようになってきた．大丈夫になったと思い，それまではほぼ毎日剥いていたが，その後は毎日剥かないようになっていた．しばらく振りにステロイド軟膏を付けようと考えて，入浴後に剥いて軟膏を塗布したが，終わって包皮の翻転しようとするも翻転できず子どもが痛がりだしたため，不安になり救急外来受診した．

現　症
▼
救急外来受診時において，一般状態は悪くなく元気は良かったが，包皮は腫れ上がり，全く翻転できない状態であった．当直の小児科医が輸液を行い，鎮静を図って翻転を試みるも翻転不能であり，30分ほど試みるも翻転できないため泌尿器科医を呼び出した．

経過と結果
▼
泌尿器科医が駆けつけて翻転を試みたが，全く翻転できないため，緊急に環状切開縫合手術を施行した．手術後は特に問題なく1週間の入院で退院となったが，母親は良かったと言いながら釈然としない顔つきであった．

何が問題か
▼
1）仮性包茎として剥くことは一般的に奨励するが，嵌頓包茎など翻転不能になるような，もしものことの可能性は説明していなかった．

3章　小児救急のリスク症例に学ぶ

リスク対策 ▼
1）一般社会的常識であっても正確な医学的対応を説明する．
2）非常に低い可能性があってもその可能性に関しては説明しておく．
3）母親の性格を見越してその説明指導を行う必要性がある．

課　題 ▼
1）一般医学的な常識であっても家族にとっては未知の体験であり，その部分を考慮しての指導説明が必要である．
2）指導説明をするにあたってはもしもの可能性まで行っておく．
3）家族の性格に合わせて説明する必要があり，納得できるまで説明しなければならないが，その把握は難しいため，必ず，最後に心配なことはないか，を医療者側から質問しておく．

教訓：嵌頓包茎は剥いた包皮輪が小さく，ペニスを締め付けるような場合に起こる．

（スキルアップ）　**仮性包茎**

　仮性包茎の治療にエストロジェン軟膏やステロイド軟膏を塗布することが知られていますが，皮の剥き方の指導は行っておく必要があり，実際に翻転不能に陥ることも念頭に置いて説明したほうがよいでしょう．

症例 21 ポリープが判明した直腸脱の治療後に

年齢・性別：2歳3ヵ月・男児.
主訴：脱肛.
病歴：1歳半頃より排便後に時折，肛門から粘膜が出ていることがあり，近医受診し肛門脱〜直腸脱であろうと診断され様子を見ていたが，徐々に出る頻度と度合いが強くなってきたため，再度近医と相談し紹介となった．確かに粘膜が出ており，直腸脱と考えられた．外科に紹介し，肛門鏡検査などを行い，特に見える範囲ではポリープなどの病変はないため，しばらく排便コントロールを行って様子を見ることとなった．小児科のほうで緩下薬などを処方し，定期的に診療することとして，一番出たときの写真を持ってきてもらうように指導していた．

現症

約半年ほど経過をみるも改善傾向ないため，家族の希望も強く，手術を行うことが決定した．再度，肛門鏡での検査を行ったが，特に肛門から直腸にかけての病変は認めないため，小児外科で肛門粘膜下へのアルコール注入による硬化療法を行うことを説明して，手術治療の説明を行った．紹介された時点より，説明は十分に行ってきたつもりで，納得のうえでの手術決定と考えていた．

経過と結果

手術は順調に終了し，何事もなく1週間で退院した．退院後1週間目の再来時にはまだ，少し排便時に痛がるが粘膜が出ることはないとの家族の訴えで痛みは術後のものであるから，もうしばらくしたら軽減してしまうだろうと説明していた．

手術から1ヵ月半ほどして，家族から誤診と説明不足との電話があった．術後3週間目から再び粘膜が出だしたので，近医の肛門科に受診したら，ただのポリープと言われ，結紮

3章　小児救急のリスク症例に学ぶ

してもらったら簡単に治った．なぜポリープを見逃したのか，脱肛などがある場合にはポリープなどが存在していることが多いことを説明していないではないか，との訴えであった．

何が問題か
▼
1）2回の直腸鏡検査でポリープがないことは確認していたが，ポリープがないと判断したことを家族にきちんと説明していなかった．
2）直腸脱の原因にポリープなどがあることの説明は特にせず，排便コントロールを行って様子を見るという点が強調された感じに取られていた．

リスク対策
▼
1）ポリープがないと診断して直腸脱の治療を行ったが，その術前において，ポリープがないことと直腸脱との関連性の説明はしていなかった．
2）直腸脱の治療後にその原因検索的な精査を行わなかった．

課題
▼
1）合併症でも見られる症状を治療する場合にはその合併症の一症状である可能性まで正確に伝え，現時点でその合併症による症状と判断していないことを説明しておかなければならない．
2）頻度が少なくてもその症状の原因がある場合には正確にその否定を行い，その根拠を的確に説明しておく必要がある．

教訓：直腸脱はポリープなどの存在によって発症してくることもある．

> **スキルアップ** インフォームド・コンセント

インフォームド・コンセントの不備を補うために何か工夫していることがあれば教えてください.

　説明用紙を複写にして，家族に持たせる分と診療録に貼付する分として，常にその用紙を用いてインフォームド・コンセントを行うようにしています．また，医学用語を振り回さず，患児・家族に判りやすい言葉を極力用いるよう努力しています．ただ，手術だとか，抗癌剤を使うとか，髄液検査を行う，集中治療室に入室するとかなどの特殊かつ重症な疾患での使用にとどまっている感があり，もっと繁用しなければいけないと自戒しています．

けいれん，脱肛

　けいれん性疾患や肛門疾患など診察時に観察できないことの多い疾患では必ず，家庭での画像を写真やビデオなどで見させてもらうことが重要です．特にけいれんや脱肛などは有用です．このような画像で診断が付くことが多く，診療録にその保存を行うようにしています．

8．前医診断への偏重

症例 22

細菌性髄膜炎が見抜けなかった
高血糖を呈したため

年齢・性別：5歳6ヵ月・男児．
主訴：高血糖，グッタリ感．
病歴：夕方からの発熱で夜間39.3℃と高くなり，嘔吐が見られ元気がないため，急患センター受診．診察にて感冒と診断され内服薬の処方を受けて帰宅した．しかし，明け方，再度嘔吐を2回認め，グッタリして不機嫌が強いため，明け方，再び急患センター受診した．血糖244 mg/dl，尿糖（2+），ケトン（3+）のため，若年性糖尿病の疑いにて紹介搬送となる．

現　症
搬送来院時，意識レベルは軽度低下し，JCSで20レベルであった．発熱は39.5℃でグッタリしていたが，胸部身体所見や胸部X線写真は問題なく，咽頭発赤もさほど強くなかった．紹介状に糖尿病の疑いと記載されていることもあり，デキスターで血糖値を測定すると260 mg/dlであったため，糖尿病と思い込んでそのように家族に説明し，急患室でインスリン投与を行った．

経過と結果
入院後インスリンの持続投与治療を開始した．朝の回診にて項部硬直を指摘され，髄液検査を行ったところ，細胞数は22,896/3と著明に増加し，髄液糖は18 mg/dlで髄液蛋白は130 mg/dlで，ラテックス反応にて，インフルエンザ桿菌が陽性となり細菌性髄膜炎の診断が確定した．入院3時間目に診断・治療が変更された．抗菌薬への反応は良好で後遺症を発生することなく軽快した．

Ⅱ　日常診療で陥りやすいリスク症例

何が問題か ▼

1）前医の紹介診断を何の疑いもなく信じ込み，正確な身体所見の把握を行わなかった．
2）発熱と意識レベルの低下に対するアセスメントが行われず，実際に前医の診断と単一検査結果で思い込みを生じた．

リスク対策 ▼

1）前医の診断は参考所見であり，どんな時間帯であっても，必ず，自分自身による診断の組み立てを行う必要がある．
2）紹介診断名と単一検査結果での思い込みは危険であり，陰性データを含めて総合的な診断を行う習慣を付けるべきである．
3）診断を行うにあたっては異なる問題点のリストアップを常に行い，診断の正確性を常に確認する作業を行うことを基本とすべきである．
4）病態に合わない場合には納得できるまで身体所見および検査所見の再検討が必要である．

課　題 ▼

1）紹介診断名を鵜呑みにしないで，自分自身の診断を行うことを基本姿勢として，紹介診断名と合わない臨床症状や検査所見などを大切にする．
2）診断を行う際には必ず，間違いないか，所見と合わない点はないかを確認して診断・説明を行うべきである．
3）際だった異常値を呈した検査に関しては検査の正確性を含めて，その病態の考察を十分に行う必要がある．

教訓：重度脳障害時はカテコラミンサージで高血糖を呈する．高血糖を見たら，脳障害の有無を検索すべきである．

> **スキルアップ** **カテコラミンサージ**
>
> 　脳障害（けいれん重積・喘息重積・中枢神経感染症・頭部外傷など）が発生した時に脳細胞・心筋保護のために一時的に血糖と心拍維持にカテコラミンが放出されます．この放出が持続した場合をカテコラミンサージと呼び，高血糖や興奮性アミノ酸の産生による脳障害と，さらにカテコラミン分泌過多によって心収縮力低下・血圧低下・内臓血流増加などが生じ，脳灌流圧の低下による脳温上昇に基づく二次的脳障害が発生することが知られています．

症例 23

惑わされた慢性硬膜下血腫 前医診断と流行疾患に

年齢・性別：5歳10ヵ月・男児．
主訴：嘔吐，けいれん．
病歴：昼過ぎより嘔吐が見られ，数回繰り返し，顔色不良となったため，かかりつけ医を受診した．37.8℃の微熱を認め，地域で嘔吐下痢症が流行していた．グッタリはしていないが，普段の元気はなく顔色不良のため，嘔吐下痢症の診断下に輸液を行った．診療時間終了まで輸液したが，輸液中も嘔吐するため，輸液を継続したほうが良いと説明し，地域基幹病院小児科に嘔吐下痢症として入院紹介となった．基幹病院小児科医は時間外になっていたこともあり，開業医からの電話依頼と紹介状のまま，十分な身体所見と検査は行わず，流行の感冒性胃腸炎と診断した．そのまま，病棟入院として，輸液量を増やして経過を観察するよう指示を出し，朝まで輸液すれば元気になると説明して担当医は帰宅した．夜半の深夜帯に全身性けいれんが出現し，けいれん持続するため呼び出された．呼吸状態も悪く，けいれんが反復するため，脳炎・髄膜炎を疑い，当救命救急センターへ転院依頼となった．

現　症
▼
搬入時，意識レベルは悪く，JCSで300と評価された．瞳孔の非対称を認めたため，すぐに頭部CT検査を行ったところ，右頭頂部から側頭部にかけて硬膜下血腫を認めた．

経過と結果
▼
すぐに脳外科と連携して緊急開頭血腫除去手術を行った．その後の問診で3週間前に公園の滑り台で転んで頭を打っていたことがわかった．何とか救命はできたものの，手術後，左半身麻痺と精神発達退行を認め，療育センターでのリハビリテーションを開始した．

3章 小児救急のリスク症例に学ぶ

何が問題か ▼
1) 夕方の遅い受診で開業医でも十分な問診がなされず，単純に流行している嘔吐下痢症と思い込みが生じていた．
2) 基幹病院では開業医からの申し送りを鵜呑みにして，問診と身体所見の正確な把握と十分な検査を行わなかった．
3) 地域で流行している疾患の症状のために安易に診断し，治療方針を立ててしまった可能性がある．

リスク対策 ▼
1) 時間外もしくは診療時間終了直前の紹介では特に身体所見などの把握が疎かになり，前医の診断を偏重する傾向が強くなることを再認識する必要がある．
2) 正確な診断を行わずに治療開始することは，基本的に治療戦略が誤っていることに他ならない．
3) 地域での流行疾患と同様な症状であっても何らかの経過の違い，あるいは非典型的症状がないかどうかの確認を怠っていた．

課　題 ▼
1) どのような状況下においても実際に診療を行う場合には，必ずていねいな身体所見の把握が絶対必要な基本的医療姿勢である．
2) 前医の意見は重要な参考所見には違いないが，偏重したり鵜呑みするのは避ける必要があり，その診断を確定する際には必ず鑑別疾患を列挙して臨床的相違点を考慮する必要がある．
3) 流行疾患においてもその診断に際しては典型例と比較し，一般的経過や微細な症状，非典型的症状の違いを探すような診療姿勢を持つことが求められる．

教訓：診療意欲が低下しやすい条件は診療時間終了直前，終了直後である．前医診断への安易な偏重は誤診を生じやすい．

> スキル
> アップ

慢性硬膜下血腫

　慢性硬膜下血腫は受傷後 3 週間以上経過して発症してくることが知られ，頭部 CT 検査の直接徴候では硬膜下血腫腔は高吸収域型，低吸収域型，混合型，層形成型など種々のパターンを呈します．また，脳室の圧排・偏位も認められます．MRI では T1，T2 強調画像ともに高信号を呈します．一方，硬膜外血腫は骨直下に凸レンズ状の血腫を認めますが，慢性硬膜下血腫は硬膜下腔に沿って形成されています．

こどもの慢性硬膜下血腫と急性硬膜下血腫

鑑別診断および被虐待児症候群について教えてください．

　急性硬膜下血腫ははっきりした外傷を認めずに起こることも多く，急激な頭蓋内出血で意識障害，けいれん，無呼吸，ショックなど緊急症状が出現して重篤です．実際には室内での転倒，ベッドなどからの転落など軽微な外傷で起こり，頭蓋骨骨折を伴わないことが多いのです．慢性硬膜下血腫は前頭，後頭部打撲や軽微な外傷が多く，頭部打撲を忘れていることが多いのですが，初期症状として記憶障害があると言われています．小児では分娩外傷に伴う症例が多いとされ，生後 6 ヵ月までに多くみられます．しかし，幼児期（特に 2～3 歳）まで好発すると言われています．急性，慢性にかかわらず，早期診断，緊急脳外科手術が必須の疾患であり，対応はきわめて迅速でなければなりません．

　被虐待児症候群の頭蓋内病変で最も多いのは急性硬膜下血腫であることはよく知られた事実ですが，虐待が鋭器ではなく拳などを含めた鈍器での傷害が多いことの裏付けであろうと考えられます．被虐待児症候群における急性硬膜下血腫としての特徴はないものの，受診までの経過時間が長いことが多いため，致死的な状態に陥っていることも特徴といえます．受傷機転の説明のあいま

いさや皮膚外傷痕の有無を必ず診るようにしましょう．

また，Shaken baby syndrome は急性硬膜下血腫，（び漫性）脳浮腫，眼底（網膜）出血が三徴とされています．乳児の急性硬膜下血腫を診たら，SBS を含めて，虐待（abuse）の否定が不可欠です．

症例 24 重症の下痢を生じる穿孔性虫垂炎・腹膜炎では

年齢・性別：11歳4ヵ月・男児．
主訴：発熱，下痢，腹痛．
病歴：5日前から腹痛，嘔吐，微熱が見られ，初日夕方に近医受診し感冒性腸炎として加療を受けた．嘔吐は初日のみであったが，食思不振が続くため翌日夕方再受診し，輸液を受けた．翌々日（発症3日目）は自宅で安静にしていたが，腹痛の増悪を認め，経口摂取不良であった．発症4日目になると腹痛は軽減した感じになったが，高熱39℃を呈し下痢を認めるようになったため，近医を再々診し，感冒性腸炎として再度輸液を受けた．発症5日目になっても解熱せず，下痢が頻回となり，全く食事が食べられないため，近医より感冒性腸炎として同日夕方に紹介となった．腹痛が再び見られるようになっていた．

現　症

「歩くのは歩けるが苦しがる」と父親が患児を担いで来院した．血便は認めなかったが，下痢が頻回であり脱水症状を認めた．発熱は38.6℃であり，解熱薬にはそれなりに反応するもすぐに上昇する状態であった．診察所見では腹部全体に圧痛はあったが，反跳痛は明瞭でなく，デファンスも明らかでなかった．WBCは12,400/μlで，好中球優位で左方移動を認めた．CRPは18.6 mg/dlと高値を呈して，TPは6.1 g/dlと低下していたが他の電解質，肝機能などの異常は認めなかった．腹部単純X線ではわずかにニボー様のガス像は認め，骨盤腔内に小腸ガスの集積を認めた．前医の紹介診断が感冒性腸炎であり，便培養を行い，細菌性腸炎と診断説明を行い，輸液と抗生物質静注，欠食を指示して入院とした．

3章　小児救急のリスク症例に学ぶ

経過と結果 ▼

入院後も症状の軽快は認めず，持続する腹痛と下痢を認め解熱は認められなかった．入院翌日夕方の回診にて腹痛が下腹部に強く，反跳痛および軽度のデファンスがあることから腹膜炎が疑われ，画像診断を行った．腹部超音波検査では虫垂の描出は困難であり，腹水の軽度貯留と腸蠕動の低下と腸管内液貯留が認められ，腹膜炎が疑われた．造影CT検査を行い，虫垂穿孔性の腹膜炎と診断し，緊急手術を行い確診された．実際に術後7日目に皮下膿瘍および腹腔内膿瘍を形成し，抗菌薬の変更と縫合部離開を行った．2週間余の入院後退院となった．

何が問題か ▼

1）前医診断名を疑うことなく信じ込んで鑑別診断のための各種検査を行わずに治療開始した．
2）腸炎にしては血液検査データが高すぎると思いながらもそれ以上に鑑別疾患をあげて鑑別する作業は行わなかった．
3）院内のシステム上，回診が翌日の夕方になってしまい，スタッフ間での意見交換が入院直後に行われなかった．主治医が疑問に思わなければ，その治療の是非をチェックする機構がなかった．
4）虫垂炎が穿孔すると若干腹痛が軽くなり，下痢が生じることを主治医は認識していなかった．

リスク対策 ▼

1）前医診断への偏重が自分のとった身体所見との相違点をおざなりにしてしまい，鑑別診断のための検査を行わなかった．
2）当直帯の紹介入院のために診断が主治医一人の力量に任されてしまい，そのチェック機構が回診しかなく，入院から回診までの時間がかかってしまう．
3）虫垂炎が穿孔した場合に腹痛の軽減が一過性に認められることや下痢の頻度が増加することを認識していなかった．

II 日常診療で陥りやすいリスク症例

課題
1) 身体所見で前医の診断に対する疑問点を認める場合には，確実にその疑問を解消するための諸検査を行うべきで，安易に前医診断に偏重しない．
2) 身体所見，検査所見で診断名に合わない点がある場合には安易に片づけずに必ず疑問点として上級医などに意見交換を求めるべきである．
3) 当直帯の入院症例は翌朝のカンファレンスで症例検討と回診を行い，診断と治療方針を確認し，入院から短時間での意見交換を行う体制が必要である．
4) 穿孔性虫垂炎では腹痛の軽減や下痢の頻度増加など症状の多彩化を認識しておく必要があるため，救急疾患の二次診療マニュアル作成が必要と考えられた．

教訓：前医診断と身体・検査所見が合わない場合には徹底的にその病態を究明すべきである．腹痛児はまず急性虫垂炎の否定が先決である．穿孔性虫垂炎では穿孔直後に腹痛の軽減が認められ，それを境に下痢が頻発することを忘れない．

スキルアップ 穿孔性虫垂炎

穿孔性虫垂炎は，超音波検査での診断率も低下し，確定診断は造影 CT が有用となりますが，実際に穿孔が起こった時点から，腹痛が軽減することと下痢が頻発することが臨床的特徴です．発熱の程度も一般的に強くなり，CRP などの炎症反応も増悪することが知られています．がまん強いタイプの性格の子どもや 5 歳未満では穿孔性虫垂炎が多いことを常に念頭に置いておく必要があります．

虫垂炎の見逃し防止

本書の第1章「小児救急の基本技能」でも質問しましたが，
1） 30～45％の症例では非定型的臨床所見と言われているようなのでその点の注意を教えてください．
2） 穿孔は発症してからどのくらいで起きますか？ 穿孔の頻度は？
3） 診察をする際に気をつける点を教えてください（圧痛，体位，診察時の基本手技）．

　特に小児の場合には年齢層に幅があるため，個々の症例で発症パターンが異なることが1つの特徴といえます．その見逃しを防ぐ意味で，発症パターン（心窩部・臍周囲痛から，右下腹部痛へ限局してくる）をある程度知っておき，その症状と重なる場合には虫垂炎を必ず念頭に入れて診療することが最も重要です．さらに，下腹部正中の圧痛の存在，仰臥位よりも左側臥位のほうが右下腹部の圧痛が増強されること，あるいは肥満体では圧痛の程度が軽減されて表現されることなども知っておくべきでしょう．

　穿孔の時期も当然，年齢で異なるため，一概に言えないことが多いのです．幼児例では穿孔して初めて診断〔穿孔例の診断日：4.6±2.6日（2～9日），非穿孔例の診断日：2.1±0.8日（1～3日）〕が可能になる症例が多いのですが，年長児（10歳以上）では経験上，発症して48時間以上経過してからの穿孔が多いです．穿孔の頻度はさらに種々の要素が絡むため，一概に言えません．重要なことは穿孔前に手術を行うことであるため，手術時期を逸しないために，虫垂炎を常に念頭に入れたていねいかつ反復した診察を行うことです．穿孔するといったん腹痛の自覚症状が軽減したり，発熱度が下がったり（また上がってくるが），下痢が始まったり，超音波検査で虫垂の同定ができにくくなったりすることを知っておくことも重要です．身体所見で虫垂炎が完全に否定できず，かつ超音波検査でも確定診断が得られない時には造影CT検査を行うことも有用です．

9. 非典型例の見落とし

症例 25

髄膜刺激症状が認められない髄膜炎

年齢・性別：2.3歳・男児.
主訴：発熱，けいれん.
病歴：来院当日の朝は通常どおりで元気であった．昼過ぎから発熱したが，特に感冒様症状はなく，元気も良いため受診せず，家で安静にさせていた．39.2℃で解熱薬を15時前に使用するといったん37.9℃に下がったが，熱が下がった割には元気がなく，いつもと違う感じを母親は受けたが，他の症状はないため，そのまま観察していた．19時頃，突然，けいれん（全身性強直性けいれん）を3分間認めたため，急患センターをあわてて受診した．今まで，熱性けいれんの既往はなく，家族歴もなかった．急患センター受診時は意識清明で，元気もあった．診察所見ではさほど咽頭発赤は認めなかったが，髄膜刺激症状，特に項部硬直はなかった．熱のフォーカスが明らかに断定できなかったが，熱性けいれんの初発として説明し，解熱薬，感冒薬を処方して帰宅させた．夕食はほとんど摂取できず，そのまま眠ったが，深夜0時頃に再びけいれんを認めたため，再度急患センター受診した．前回受診時に比べ，グッタリ感があるため，同日2度目のけいれんということで，精査目的で紹介となった．

現症 ▼

来院時は顔色やや不良であり，元気がない状態であり，発熱は39.0℃であり，少しirritabilityを認める感じで，不機嫌の度合が強かった．来院まで2度目のけいれん直後に1度嘔吐を認めていたが，1回のみであった．下痢やかぜ症状は認めていなかった．髄膜刺激症状は項部硬直が±程度で，けいれんのためかと思う程度であった．「髄膜炎なども稀にあるため，念のために精査しておいたほうが無難であろう」と家族

に説明して，入院精査とした．

経過と結果
▼

頭部 CT 上は特に有意な所見はなかったが，髄液検査では採取髄液は白濁しており，一見して細菌性髄膜炎であることが判明した．血液検査では WBC が 23,100/μl と増加し，CRP は 12.3 mg/dl と高値を呈していた．ラテックス反応では肺炎球菌が陽性であり，髄液糖は 15 mg/dl と低下し，細胞数は 8,920/3 と上昇していた．直ぐにデカドロンとカルベニンの投与で治療を開始した．治療後の経過は良好で一応後遺症なく軽快した．

何が問題か
▼

1）発熱のフォーカスがはっきりしない状態で単に熱性けいれんと安易に片づけてしまっていた．
2）採血，輸液などは全く行わず，通常診療のみで診断していた．

リスク対策
▼

1）熱性けいれんの既往・家族歴のない初発の熱性けいれんの場合には 1 歳未満児でなくても精査すべきであった．
2）熱のフォーカスが臨床的にはっきりしない場合は特に血液，尿，髄液の検査を行っておくべきである．
3）髄膜刺激症状は低年齢ほど陽性率が低く，嘔吐なども必発とは言えないことを念頭に置いて，診療計画を立てる必要がある．
4）初回けいれんの対応時点で，もしも反復する場合は髄膜炎などを起こしている可能性があることを事前に説明しておくべきである．

熱性けいれんか否かの見極め

スキルアップ

かなりの多くの患者に検査をしなければなりませんが，その辺はどのように考えたらよいでしょうか．精査する場合の見極め法はありませんか．

　有熱性けいれんの症状において，鑑別疾患の症状（特に中枢神経感染症）としての熱性けいれんか否かの見極めは難しいですが，大きな原則として，①意識障害を伴う場合，②けいれん持続時間の20～30分間以上，③同日に反復するけいれん，④全身強直性間代性けいれんではなく，片側性もしくはミオクローヌスなど部分発作，⑤一般状態不良もしくは炎症反応高値の場合，⑥1歳未満児，⑦家族歴がなく初発症例，⑧発熱後24～36時間以降のけいれん，などがあげられます．実際には疑わしい症例は輸液などを行い，数時間院内の観察を行い，髄液検査，頭部CT検査などを行うか否かを決めています．

　多くの患者に検査が必要ですが，基準を甘くしてでも鑑別疾患否定のための精査を行うほうが，中枢神経疾患を見逃すことより大切であろうと考えられます．

課題

1）初発の熱性けいれんで家族歴のないケースでは少なくとも採血検査は行い，しばらく医療機関で観察すべきである．
2）1歳未満の熱性けいれんの場合には過半数以上で髄液検査が行われている．1歳を過ぎるとその傾向はすくなくなるが，初発の場合には慎重に対応すべきである．
3）低年齢ほど髄膜刺激症状を認めない髄膜炎もあり得ることを念頭に入れておく．
4）フォーカスのハッキリしない発熱患児の場合には安易に臨床診断を行わず，実際にフォーカスが推定されるような情報（採血，検尿など）を収集する努力をする．

教訓：髄膜炎の症状としてのけいれんといわゆる熱性けいれんの鑑別は容易ではない．初発で家族歴のない有熱性けいれんはそのフォーカス精査と髄膜炎との鑑別が必要である．

スキルアップ　有熱性けいれんの髄液検査

　著者の施設での1歳未満の有熱性けいれんの髄液検査率は65％であり，原則として1歳未満の有熱性けいれんでは髄液検査をすべきであるとしています．特に研修医には必ず施行するように指導しています．熟練医が診療して，可能性が少ない場合には未施行となるため，65％程度であると考えていますが，実際に髄液検査を行ったうちの17％に中枢神経感染症を認めたことから，1歳以上においても，何らかの異常を認めたとき，家族歴のない初発例は積極的に髄液検査は行うべきかもしれません．

　付）『単純性熱性けいれんらしからぬ徴候』
- 1歳（特に6ヵ月）未満，6歳以上
- 38℃未満
- 2回/日以上の回数，年5回以上の回数，合計10回以上
- 15分間以上のけいれん持続時間
- 片側性や部分けいれんのあとに
- けいれん後麻痺を認める場合，発達遅滞を認める場合

以上の6項目のどれかを認める場合には単純性と考えず，他疾患の徴候としてのけいれんを疑い，精査が必要です．

症例 26

腸重積は少ない典型的症状を呈する

年齢・性別：2歳2ヵ月・女児．
主訴：腹痛，不機嫌啼泣．
病歴：お昼寝から目が覚めてから，不機嫌に泣きだし，どうもお腹を痛がるように感じていたとのことであった．夕食前になり，お腹を痛がるのがはっきりしてきた感じがあった．実際に夕食を全く食べようとしないため，不安になって急患センターを受診した．嘔吐は1回も認めてなかった．

現症

来院時は実際に啼泣もさほど激しくなく，顔色も良好であった．腹部触診にても腫瘤は触れず，圧痛も認めなかった．母親の話ではいつもとは違っておとなしすぎるとのことであった．腹部単純X線写真においてもニボーなど腸炎を思わせる徴候はなく，特に有意な所見は認めなかった．そけい部の腫大なども認めず,中耳炎なども認めなかった.浣腸を行ったが，特に有形便のみで血便など認めなかったため，もう少し様子を見ても大丈夫であろうと説明して帰宅させた．帰宅後，やはりお腹を痛がる感じがとれず，1回嘔吐したと言って，3時間後に再診した．

経過と結果

母親の心配が強いために，血液検査と輸液を行ったが，WBCが 12,300/μl とわずかに増加している以外には他には異常なデータはなかった．嘔吐がみられたのでまさかと思いながら，超音波検査を行ったところ，ターゲットサインを認めたため，あわてて空気整復術を行った．結果的には肝彎曲部に先進部を認め，スムーズに整復可能であった．

何が問題か ▼	1）身体所見を第一に考え，母親の訴えである「いつもと様子が違う」という点をあまり重要視しなかった．
リスク対策 ▼	1）少なくともていねいな診療は行っているのだが，唯一，母親の心配点に対しての配慮が欠けていたともいえ，初診時に母親の意見を尊重し，腹部超音波検査まで行っておくべきであった．
課　題 ▼	1）腸重積は年長児ほど典型的な症状が揃わないことが多いことを認識しておくべきである． 2）常に母親の意見には謙虚に耳を傾けるべきで，そこから鑑別診断を行う必要があることも考慮すべきである．

教訓：腸重積では血便を伴わない症例が多い．
　　　腹部腫瘤は触ろうと思わず，圧痛部分を探すつもりで腹部触診はすべきである．

> **スキルアップ**

腸重積では母親の訴えが正確

　腸重積で，不機嫌啼泣（間歇的腹痛），嘔吐，血便の三徴および腹部腫瘤の触知の四徴が揃う症例は極めて稀です．特に年長児でその傾向が強くみられます．さらには反復症例では特にその傾向が強くなることが経験されます．反復児では母親の「あの時と同じ痛がり方」というだけの場合もあり，それが唯一診断材料であることも少なくありません．それくらい腸重積では母親の訴えが正確で，信憑性が高いことを知っておくべきです．

Ⅲ 複合要因によるリスク症例
10．複合要因

症例 27

危機管理能力の問題と施設の診療能力

年齢・性別：1.0 歳・男児．
主訴：突然の咳込み発作．
病歴：夕食後，子ども部屋で遊んでいて，突然の咳込みが見られた．部屋にはオモチャの鉄砲玉（径 6 mm）が散乱していた．誤嚥したかもしれないとの母親の不安から救急センター受診．

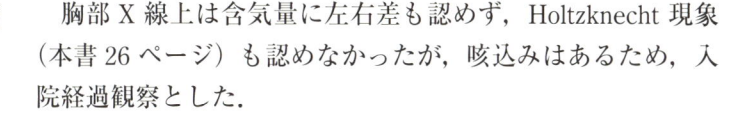

現　症
▼
胸部 X 線上は含気量に左右差も認めず，Holtzknecht 現象（本書 26 ページ）も認めなかったが，咳込みはあるため，入院経過観察とした．

経過と結果
▼
気道異物を疑い，径が最小の気管支ファイバーを取り寄せる予定で観察していたが，その期間中（土曜，日曜を含んで 5 日間）に左主気管支閉塞を起こして，左肺が完全無気肺となった．タッピングを行うとともに右側臥位姿勢を取るようにして，左無気肺は改善したものの，最小径のファイバーを取り寄せていたが，その到着前日に病棟で臀部浴を行っている最中に激しく泣き，突然呼吸停止した．あわてて挿管の準備したが挿管中に心停止が起こった．蘇生にて心拍再開するも重度脳障害を残してしまった．結局ファイバーでの摘出は困難で，開胸気管支切開を行い摘出した．

**何が
問題か**
▼

1）使用可能なファイバーを有している施設への紹介を行う必要があった可能性があるが，全くそのような施設を検索していなかった．
2）声門下嵌頓（本書 23 ページ参照）が起こる可能性の予測を全くしていなかった．
3）声門下嵌頓による呼吸停止の際の応急処置を行わなかった．

**リスク
対策**
▼

1）気道異物の危機管理が不十分でファイバー取り寄せまでの時間と転院など，細かに配慮して選択すべきであった．
2）声門下嵌頓を予想していなかったために入院中の看護制限を設けていなかったし，救急カートなど準備をベッドサイドにしていなかった．
3）気道異物で突然呼吸停止した際の応急処置をスタッフに浸透させていなかった．

課　題
▼

1）気道異物はその原因物と大きさによっては声門下嵌頓など不測の事態を予想しての対応まで考慮しておく必要がある．
2）特に声門下嵌頓など突然の呼吸停止に対する正しい応急処置をスタッフ全員が修得，もしくは熟知しておくべきである．
3）院内では特に挿管など医療器具に頼って，その待ち時間の応急処置が怠りがちのため，日頃からの応急処置の訓練と危機管理が必要である．

教訓：気道異物例では，その原因物と大きさによっては声門下嵌頓など完全窒息を起こす危険性を常に考慮しておくべきである．声門下嵌頓による窒息の場合には，患児を抱えて何度も尻餅を付かせて気管内へ異物を落とし込む緊急処置が必要である．

> **スキルアップ**

気道異物

　気道異物の原因物質は有機物ではピーナッツが最も多く，その確定診断は MRI の T2 強調画像で得られます．2～3 歳未満では軟性ファイバーでの摘出は困難であり，硬性気管支鏡による摘出が望ましく，耳鼻科医との連携が必須です．無機質の X 線透過性物質ではその診断自体が難しく，詳細な問診が必要となります．

症例 28

施設背景はわかりようがない 混乱した家族に救急医療の

年齢・性別：5歳5ヵ月・女児.
主訴：貧血と肝機能障害.
病歴：顔色不良と倦怠感のために近医受診中であり，近医の検査にて軽度の貧血と肝機能障害があるため，念のために週明けには公立病院小児科へ受診して精査するようにと紹介状をもらっていた．土曜の夜半に熱発したため，家族は不安が強く，公立病院併設の急患センターを受診し，紹介状を提出した．しかし，看護師も診療医も公立病院と急患センターを混同している患者さんが多いのに日頃からストレスを感じており，あえて，封を切らずに受け取ったままにして診察をして診療方針を決めることにした．

現　症
▼
わずかに咽頭発赤があるが，胸部聴診所見などに問題なく，皮膚も特に所見ないため，緊急性がないと判断し，軽いかぜであると説明するとともに，夜間は特に細かい検査はできないし，医療施設の組織形態が異なるから，月曜日に受診してそこで再提出するようにと説明して，封を切らずに母親に帰し，帰宅とした．

経過と結果
▼
翌日の日曜の夜になっても解熱せず，かえって高くなり，とても苦しがると言って再来した．診療医が替わっていたこともあり，母親は開業医から精査を受けるように言われたことが心配で，昨夜の事情を話して，検査を受けないでいいか，なぜ検査してもらえないのかとかなり不満げに訴えた．診察医は公立病院のスタッフでなく，よその施設からの応援医であることなど，システム上の規則を話したうえで，明朝正確に申し送るから紹介状を見させてもらうと対応した．紹介状には肝機能障害と貧血と記載されていたが，他のデータで気になる点があったため（LDH の高値，Plt の $12 \times 10^4 / \mu l$ とや

182

や低値など），すぐに急患センターでも採血検査を行い，末血の標本を染めてもらいアナリーゼ（WBC 分類）を行うと白血病細胞が認められ，即，入院とした．

何が問題か
▼
1）急患センターが公立病院に併設され，同じ敷地内にあるため，多くの住民が同一施設と勘違いすることは否めない．
2）公立病院のスタッフと急患センターのスタッフが同一ではないことを明確に示して理解を求めることが必要である．

リスク対策
▼
1）意固地になって，紹介状を受け取らなかった印象を家族に持たせたことは医療者として反省すべきである．
2）何らかの連携策をシステムとして今後取る必要が医療側には求められ，一方的に利用者に施設背景の違いやシステムの問題を理解させようとしても，混乱している家族には理解しがたいと思われる．

課　題
▼
1）紹介状を持参した場合には必ず，公立病院のスタッフへの連絡を行う体制を確立させ，せっかくの医療情報を利用しないで診療することがないようにする．
2）医療スタッフ側の理由のみで，特に感情的な接遇を行わないように，しっかりした管理体制を確立させるべきである．
3）医療者として，何がその患児の利益になるかを考慮すれば，自ずとその対応は寛大であるべきであり，感情的な対応をすべきではない．

教訓：混乱した受診家族には医療体制など医療側の管理的問題点は理解されにくい．せっかくの医療情報は体制などにとらわれずに利用することが真に患児の利益につながることを認識し，柔軟な対応が求められる．

> **スキルアップ**
>
> ## WBC 分類
>
> オートアナライザーでの WBC 分類は白血病細胞などの識別は不可能ですが，実際に好中球の識別は正確であるため，好中球の比率が 15％以下など極めて低い場合にはリンパ球として認識されている細胞に異型細胞などが含まれていることが多いので，必ず，手引きによるアナリーゼと染色をオーダーして目視の WBC 分類を行う必要があります．

11．アレルギー・薬物による危急症

症例 29

起こることを忘れない
抗アレルギー薬にもアレルギーが

年齢・性別：3歳5ヵ月・男児．
主訴：薬物によるアナフィラキシーショック．
病歴：じんま疹がよく出るため，近所の皮膚科にかかりつけで受診し，テルギンGとペリアクチンを処方されていた．当日昼食後1時間ほどして，じんま疹が激しくでたため，受診しようとしたが，かかりつけの皮膚科が午後休診のため，そばにある小児科を初めて受診した．ザジテンとポララミンの水薬を処方された．ひどく痒がるため院内で服用するように指導された．服用15分後に帰宅しようとした際に玄関先で蒼白となり倒れた．すぐに酸素吸入とボスミンの皮下注が行われ，救急車を要請し救急搬入となった．

現　症
▼
救急搬入時は顔色不良で低血圧を認めたが，心音および呼吸は安定していた．すぐに輸液確保を行い，ステロイドを投与した．

経過と結果
▼
一晩で回復し元気になったが，数週間後にザジテンとポララミンの皮内テストを行ったところ，ポララミンで強い発赤を認め，ポララミンアレルギーがあることが判明した．

何が問題か
▼
1）ポララミンアレルギーは予測していなかったが，偶然，院内で服用させていたことから大事に至らずに済んだ．
2）アレルギー歴の十分な問診を行わなかったことと日頃の投薬内容など確認せずに，じんま疹の診断下に一般的な対応を行ってしまった．

リスク対策 ▼
1）慢性的な症状の場合には前医の処方で対応したほうが望ましい．
2）アレルギー体質の場合，新しい処方を行う場合には必ず院内で服用させて安全性を確かめる必要がある．

課題 ▼
1）アレルギー体質の場合には十分に問診を行い，本人にとって初めての薬を投与する場合には慎重に対応する．
2）抗アレルギー薬にもアレルギー反応が起こることを常に念頭に置いて，初診の患者の場合にはそれなりの対応を行う必要がある．
3）救急処置がすぐに行えるように，救急カート（救急セット）の点検と危機管理を常に行っておく．

教訓：抗アレルギー薬・抗ヒスタミン薬にもアナフィラキシー反応が起こりうる．アレルギー体質には十分な問診と慎重な投与対応が必要である．

スキルアップ　アナフィラキシーショック

　アナフィラキシーショックは循環血液量不全型ショックであり，α作動薬が有効であるため，まずはエピネフリン（ボスミン）0.01 mg/kg を筋注します．輸液確保ができれば，等張溶液（生理食塩水，リンゲル液など）を 10〜30 mℓ/kg/10 分間の大量輸液を行い，ドーパミンなどのカテコラミンを投与（2〜5 μg/kg/分）していきます．同時に即効性水溶性ステロイド薬（サクシゾンなど）10 mg/kg 静注して，血圧管理を行います．

症例 30 起こりうる吸入薬アレルギーも

年齢・性別：5歳6ヵ月・女児．
主訴：喘息発作および嗄声．
病歴：夕方に喘息発作を起こし，救急受診．年に1〜2回程度の発作を起こすことがあるが，特に日常的に抗喘息薬を服用することはなく，発作時に近医を受診し，吸入や抗喘息薬をその都度もらう程度ですぐに軽快していたとのことであった．

現　症 ▼
インタールとメプチンの混合液による吸入を行うも改善が悪く，発熱と嗄声を認めるため，輸液を行い，サクシゾンの投与を行った．喘鳴はいくらか軽減したが，嗄声が強くなり，犬吠様咳嗽が出始めたので，ボスミンの吸入を開始した．

経過と結果 ▼
治療開始して1時間目ぐらいに2度目のボスミン吸入を行ったが，途中から咳込みが激しくなるとともに喘鳴も増加し，気分が悪いと言い始めたため，すぐに中止して，ステロイドの追加投与を行った．改善が悪いため，ボスミンアレルギーの疑いとして，救急センターに紹介搬送した．

何が問題か ▼
1）問診は行ったつもりであったが，食品アレルギーや吸入抗原などの既往歴しか尋ねなかった．
2）院内の問診用紙にはアレルギー歴の欄にリドカインなどの項目が含まれていなかった．

課　題 ▼
1）実際に薬アレルギー歴など把握しているケースは少ないので，これらの薬剤投与の場合には慎重に行う．

2）小児医療では薬剤アレルギーに関して，その頻度が少ないことからやや忘れられがちであるため，薬剤アレルギーの有無についても基本的に問診するようにすべきである．

教訓：リドカイン・キシロカインアレルギーも少なくないことを知っておくべきである．

スキルアップ　薬剤アレルギー

治療中に予測できない変化が起こった場合には薬剤アレルギーを第一に考慮する必要があります．抗菌薬では細菌性髄膜炎で多用するセフォタキシム（CTX）では使用量も多いせいか，投与7〜10日目に発熱，発疹などのアレルギー反応がよく経験されます．更に抗けいれん薬であるフェノバールも服用開始10日目前後で発熱，発疹などのアレルギー反応をよく経験しますので，投与開始時点で前もって説明しておくほうがよいでしょう．

アレルギー・薬物による危急症

アレルギー・薬物による危急症を診るために工夫していることがあれば教えてください．

ボスミンの筋注をすぐに行えるよう，救急外来，一般外来，病棟には常に配備している点くらいで他には特別な配慮はしていませんが，常にアナフィラキシーがすべての薬で起こりうるということをスタッフに周知徹底しておくことが大切です．

12. 電話相談・電話指導

症例 31

いとわずに診ることが先決　時間外電話は煩瑣を

年齢・性別：3歳1ヵ月・女児.
主訴：嘔吐.
病歴：19時に祖母から孫娘が嘔吐して元気がないが受診したほうが良いか？との電話があった．その時点で，他にも時間外受診希望を受けていたので，ついでだからと考えて受診を勧めた．

現　症
▼
来院時，全く元気なく，一見して状態が悪いと判断された．意識は傾眠傾向であり，下肢の浮腫と著明な腹満・腹水を認め，乏尿であることがわかったため，ネフローゼなど腎疾患による循環血液量不足によるプレショックと考えて，すぐに救急病院へ転送した．家族は2週間前に下の子が産まれて，その後から食欲不振と活気不足を認めていたが，赤ちゃんができての精神的なものだろうと思っていたとのことであった．

経過と結果
▼
救急搬入直後の血糖が483 mg/dlと高値を呈し，尿糖も4+以上であり，著明なアシドーシスがあり，若年性糖尿病発症による糖尿病性ケトアシドーシスと意識障害と診断された．

3章 小児救急のリスク症例に学ぶ

何が問題か ▼

1）電話での家族のニュアンスはとても軽症のような言い方であり，それを真に受けなくて，ついでに診るという姿勢が結果的には良かった．

リスク対策 ▼

1）夜中とか他に予定がなかった場合には明朝で大丈夫と答えていたかもしれない症例で，電話相談の難しさが再認識された．
2）電話指導はよほど親密に知っている患者さんでなければ，あるいは数日以内に診て情報が得られている場合以外はその対応は困難である．

課　題 ▼

1）電話相談・指導は原則として，診療をするという前提で行う必要がある．
2）電話では家族自身の考えが強く反映されるため，電話での症状を鵜呑みにしてはいけない．

教訓：電話相談・指導は原則として診療をする前提でのみ成立する

> スキル
> アップ

電話相談の注意点

　現実的には電話相談と電話指導は極めて質の異なることが多く，実際には電話相談は相談であり，受診の目安，あるいは解熱薬の使用方法から医療苦情など多岐にわたります．しかし，電話指導は治療的な内容が色濃くなるため，その対応はきわめて困難であり，同じ内容で納得できる家族とできない家族に分かれるため，受診可能な施設があって初めて対応できるといえます．

電話相談と電話指導の違い

電話相談と電話指導の定義，違いについてもう少し教えてください．

　明確な定義はないように思います．電話相談はいわゆる相談であり，疾病相談から受診相談まで幅広くあるのですが，相談は専門家でなくても相談に乗れる場合が相談であり，専門家がその相談内容に指導（経験的に，学問的に）する場合は電話指導と呼ぶのではないでしょうか？　電話指導には疾患治療のトリアージの面がより濃く出るのであり，責任も重たくなると考えられます．それに比べ，相談はトリアージ云々ではなく，私だったらこうする程度であり，責任もある程度以上は負わされないものと考えます．

　小児救急電話相談（#8000）事業が全国展開されていますが，究極的には，「今，受診した方がよいかどうか？」「家庭での応急処置はどうしたらよいか？」などが医療的内容であり，そのほかは多くは育児相談的内容が含まれています．いずれにせよ，知識不足でどうしてよいかわからない場合，また，自分の考えを確認して安心しようとする場合，自分の決断を後押ししてもらいたい場合などに大きく区分されます．

症例 32

使用して翌朝の受診を勧めたが高熱を訴える電話に解熱薬を

年齢・性別：6ヵ月・男児.
主訴：高熱・嘔吐.
病歴：22時過ぎに突然不機嫌となり，嘔吐2回認め，発熱38.2℃に気付いた．嘔吐はそれっきりでその後休んだため，そのまま寝かせていた．夜半，息使いが荒いので熱を測ると40.1℃だったため，かかりつけ医に電話した．電話では高熱がでているが他には目立った症状はなく，寝ているがどうしたら良いか？　という内容であった．姉の解熱薬があるということであったので，体重から使用量を説明して，それを使用して，朝一番に受診するよう指導した．

現　症 ▼

朝，9時前に受診したが，朝までけいれんや嘔吐，下痢，咳嗽などの他の症状はなかった．解熱薬で38.9℃まで下がったが，やはり息は荒かったとのことであった．診察では明らかに元気がなく，意識低下を認めるとともに皮膚が蒼白であり，重症感染を疑って，すぐに基幹病院に紹介転送した．

経過と結果 ▼

基幹病院に搬入された時点では大泉門膨隆はないものの，プレショック様で四肢冷感と全身の蒼白チアノーゼが認められた．すぐに septic work が行われて，髄液細胞数 12,640/3，髄糖 12 mg/dl，髄液蛋白 123 mg/dl でラテックスでインフルエンザ桿菌陽性であった．すぐに抗菌薬治療を開始したが，当日夕方には出血傾向とけいれん・呼吸停止が出現し，人工呼吸も及ばず，夜半に死亡した．

何が問題か ▼

1）高熱でどうしたらよいかとの電話の際に自分で診ておくべきだったかもしれないが，実際に緊迫感は電話では予測できなかった．

Ⅲ　複合要因によるリスク症例

リスク対策 ▼

1）診療したからと言ってあの時点で髄膜炎などの重症疾患を予測できたかどうかは自信がないものの，診てあげれば，あるいは基幹病院受診を勧めていればという，後悔は残っている．

課　題 ▼

1）電話を受ける限りは何らかの対応をすべきであり，数日以内に診療を行っていない症例に関してはやはり，自分で診るか，診てもらえるところを紹介するかのどちらかを行うべきである．

教訓：電話指導はきわめて困難であり，数日以内に診療していない症例は，原則として診療するか，診療可能な施設を紹介すべきである．

スキルアップ　インフルエンザ桿菌による重症感染症

　インフルエンザ桿菌による重症感染症は増加しています．元来生後3ヵ月未満児では同菌による重症感染症は少ないことが知られていましたが，最近，3ヵ月未満を含めて，3ヵ月前後のインフルエンザ桿菌髄膜炎を経験します．耐性菌（βラクタマーゼ非産生ペニシリン耐性菌-BLNAR）の増加もさることながら，抗菌薬感受性はあるのに治療に抵抗性の重症例が幼若乳児に多く，治療に難渋する症例が多いため，注意が必要です．

　そういう観点からは，インフルエンザ杆菌 type b（Hib）ワクチン，および肺炎球菌7価ワクチンの接種（できるだけ早期に公費の定期接種化を）の浸透・普及が望まれます．

13. その他

症例 33

てんかんとして治療銀杏中毒のけいれん発作を

年齢・性別：3 歳・女児.
主訴：嘔吐, けいれん頻発.
病歴：夕食後, 煎った銀杏を 20 個余り食べて寝た. 夜半 2 時頃突然, 嘔吐をして気分が悪いと目が覚めた. 水分を投与しても再び嘔吐した. 夕食を食べ過ぎたと思い寝かせるも 3 回目の嘔吐が見られたため, 急患センターを受診しようと思ったら, 突然全身性の強直性けいれんを認めたため, あわてて救急車を要請した. 救急車到着時はけいれん消失していたが, 発熱はないもののグッタリした感じがあり, 救急車が地域基幹病院に搬送するよう手配している最中にも救急車内で全身性強直性間代性けいれんが 2 分間ほど認められ, 酸素投与を行いながら基幹病院に搬送された.

現症 ▼

体温 36.6℃, 顔色やや悪く, 意識は JCSⅡ-10 で昏迷状態であった. 咽頭発赤なく, 心肺所見にも異常はなかった. 腹部膨満はないが, 腸蠕動音は亢進していた. 姿勢異常は認めず, 項部硬直など髄膜刺激症状も認めなかった. しかし, 採血点滴を施行中に再びけいれんが出現, 左右差はないものの眼球は左方固定し左上肢の屈曲位が強く感じられた. すぐにダイアップ坐薬が使われるとともに酸素投与が行われ, 1 分 20 秒ほどでけいれんは消失した. 問診上, 母親からは夕食の他に銀杏をたくさん食べたので吐いたし, 気分が悪いと思っていたとの話は聞かれていた.

経過と結果 ▼

血液検査からはカルシウムの低値などはなかったものの血糖が 145 mg/d*l* と高値を呈していた以外には他に異常はなかった. 頭部 CT 検査を行ったが脳浮腫を含めての異常は認

めず，実際に髄液異常も認めなかった．腹部単純X線では拡張した小腸ガスが存在する以外に異常は認めなかった．入院にて観察を行ったが，ダイアップ坐薬投与後はけいれんは認めなかった．嘔吐下痢に伴うけいれんを疑っていたが，結局下痢は発症せず，5日後睡眠脳波は正常であったが，何ら誘因なくけいれん頻発発作のためにてんかんの可能性が大であると説明され，抗けいれん薬（バルプロ酸）の投与が開始されていた．

抗けいれん薬を約半年ほど継続していた時点で，保育園の先生から園児が銀杏を食べ過ぎて，けいれん発作を起こして入院したという話を聞いて，入院先の当院小児科を受診した．話を聞くと当日けいれん発症前に銀杏を食べていたことを母親が思いだして受診した．脳波検査を行うもやはり異常はなく，話の内容から銀杏中毒によるものと考えられ，主治医に連絡して抗けいれん薬を中止とした．

何が問題か ▼

1) 無熱性けいれんの原因として銀杏中毒を知識として知らなかったため，問診にてもそのような事実確認ができなかった．医療者側のレベル向上が求められる症例と言える．
2) 銀杏中毒の場合にはけいれんが誘発されるため催吐させてはいけないということに対して知識はあるものの，銀杏中毒がどのような症状で発現するかに対しての知識は少ないと言える．

リスク対策 ▼

1) けいれんが頻発し，てんかん発作と思いこんでしまったが，よく問診を行うとけいれん発作の前に嘔吐を数回していることが通常のけいれん中やけいれん後の嘔吐と異なる点を疑問に思うべきであった．
2) 本症例において，銀杏中毒がけいれんを起こすということを認識していなければ，てんかんとの診断は止む得ない部分があるが，無熱性けいれんの場合には安易にてんかんとの診断に陥りやすいので，薬物摂取歴を含めて詳細な問

3章　小児救急のリスク症例に学ぶ

診が必要である．

課題

1) 臨床的に遭遇することが稀な危急疾患は何らかの方法でその知識の習得に努める必要がある．院内ケースカンファランスなどの有効活用が望まれる．
2) 注意深い病歴の聴取と一般的ではない臨床症状（本例ではけいれん発現前の嘔吐）がある場合にはその所見をおろそかにせず，問題点として残しておく必要がある．

教訓：銀杏中毒は摂取量に比例するものではなく，個体差によりGABA産生が抑制されるとけいれんを誘発するため，慎重な対応が必要である．

> **スキルアップ**　**銀杏中毒**
>
> 　銀杏に含まれる4'MPN（4-O-メチルピリドキシン）がグルタミン酸脱炭酸酵素の補酵素として働くビタミンB_6と競合するため，グルタミン酸の代謝が阻害され，興奮性アミノ酸であるグルタミン酸の上昇とととともに，神経抑制伝達物質として知られるGABA（γアミノ酪酸）の産生抑制を起こして，けいれんを誘発することが知られています．
>
> 　栄養状態不良，抗生物質投与中などVit B_6産生低下状態が考えられる場合，銀杏中毒は起こりやすいといえる．

症例 34 サイレントである幼若乳児は臨床症状が

年齢・性別：1ヵ月・男児．
主訴：発熱．
病歴：周産期異常なし，38週1日で体重3,344gの正常分娩，朝より発熱38.4℃認めるも，くしゃみのみで哺乳力良好で機嫌も良かった．夜になり39℃となったために救急外来受診した．受診時39.1℃を認めるも全身状態は問題なく，大泉門膨隆も認めなかった．身体所見も他には異常は認めず，感冒による発熱を思わしめた．

現症 ▼

さほど元気がないとも思えず，皮膚まだらや末端チアノーゼなども認めなかった．しかし，1ヵ月の発熱児ということで septic work を行い，入院のうえで精査観察を行うこととした．

経過と結果 ▼

末梢WBC数は 23,200/μl と増加していたが，CRPは 0.19 mg/dl と正常であった．肝機能がわずかに上昇し，AST 62 IU/L, ALT 40 IU/L, LDH 346 IU/L であった．他には電解質など問題なく，貧血も認めなかった．検尿検査では特に白血球尿など認めず，正常であった．髄液検査では細胞数が 1,572/3（単核球 1504/3）と高値であり，糖は 30 mg/dl，蛋白は 170 mg/dl であったが，細菌塗抹は陰性でラテックス反応も陰性であった．しかし，細菌性髄膜炎に準じて，抗菌薬治療を開始した．哺乳力は変わらず良好であったが，入院翌日朝，全身けいれんを認め，頭部 CT 検査を行ったところ，びまん性の低吸収域が認められ，再度髄液検査を行うが，髄液所見は前日と変わらないために，ヘルペスウイルスの抗体価とPCRを提出し，ヘルペス脳炎としての治療を開始した．しか

し，けいれんは反復持続し，呼吸状態が不良となってきたため，挿管人工呼吸管理を余儀なくされた．あらゆる治療を試みたが，脳炎の進行は早く，びまん性の出血と梗塞がみられ，何とか救命したものの重度の精神運動発達遅滞を残した．

何が問題か ▼

1）幼若乳児の発熱の管理としては特に問題ない対応であったと思われたが，実際にこのような重篤な疾患は考慮せずに対応していた感があった．
2）入院時点で頭部CT検査を行うべきであった．

リスク対策 ▼

1）幼若乳児は発熱初期ではほとんど有意な症状がなくサイレントであるが，重症疾患が混在していることを再認識させられた．
2）中枢神経感染症では診断時，もしくは初診時に頭部CT検査をほぼ全例施行しているつもりであったが，本例のように漏れてしまう例があるため，マニュアル化する必要がある．

課　題 ▼

1）生後3ヵ月未満の発熱児はより慎重に対応することが必要であり，その検査結果は常に発熱からの時間も考慮して，評価する必要がある．
2）実際に中枢神経感染症では発病初期の頭部CT検査は鑑別診断および治療後との比較を含めて，必ず施行するようにすべきである．

教訓：幼若乳児のヘルペス脳炎は血行性散布でありびまん性の脳病変を来し，予後不良である．

> **スキルアップ**

3ヵ月未満の発熱乳児の管理

　3ヵ月未満の発熱乳児の管理は原則として入院管理が望ましい．実際には toxic appearance（蒼白，チアノーゼなどの低血圧症状，呻きや多呼吸，無呼吸などの呼吸器症状などが見られる，プレショック状態）の有無でその重症度を評価するが，これらの症状を認めない症例においても，septic work は必ず行い，各種培養（血液，髄液，尿，便など）は行う必要がある．CRP の評価は発熱からの時間を考慮して行うが，2.0 mg/dl 以下であれば外来診療可能という報告もある．しかし，ウイルス性髄膜炎や脳炎などはこれに該当しないために注意が必要で，総合的な判断が望ましい．

症例 35

目を配る必要がある　特に夜間は待合室でも

年齢・性別：3歳8ヵ月・男児.
主訴：呼吸停止・心停止.
病歴：生来，元気な子であったが，2日前の朝から発熱し，嘔吐4回認めたため，近医受診した．ウイルス性感冒との診断にて投薬を受けて帰宅した．同日は39〜40℃の発熱を認めるも元気は良かった．翌日も発熱は続き，次第に元気がなくなり，倦怠感強く傾眠傾向であったが，水分はとれており，嘔吐はなかった．再受診は考えたが待ち時間で疲れるだろうと思い，そのまま家で観察していた．その夜は呼吸も荒く，安眠できない状態でうなされていた．明け方の4時頃40.3℃で解熱薬を使用したが，何となく意識がもうろうとしている感じであった．朝6時には起こしても意識がおかしく，会話ができないため，慌てて救急病院に向かったが，その途中で溜息呼吸のあとに全身性けいれんが起こり，そのまま力が抜けた感じになった．

現症
▼
病院到着し受付して待合室に抱っこして待っているときにたまたま通りかかった看護師が皮膚色の悪さに気付いたときには既に呼吸・心停止状態であった．直ぐに隣の救命センターで心肺蘇生を行ったが，心拍再開はしなかった．

経過と結果
▼
死後検査にて，血液と髄液から肺炎球菌が検出され，肺炎球菌による劇症型髄膜炎と診断した．

何が問題か
▼
1）重症度の判断がつかない家族がいることを医療者側が認識して，その配慮を院内で行う体制が取られていなかった．

リスク対策 ▼

1) 過剰に心配する家族が多い反面，逆に時に過小な心配の家族がいて，重篤な状態であるのに救急車を利用しなかったり，黙って待合室で待っていることを再認識させられた．
2) たまたま，通りかかったから気付いたものの，待合室の観察も何らかの方法で行う必要があると考えられる．

課題 ▼

1) 待合室の見回りナースが必要であり，常時ではなくてもそのような意識で対応できるナースの役割分担を行い，その体制作りが必要である．
2) C-PTASを用いたトリアージシステムの導入は，このような患児の早期発見という点においても有用性が高く，広く利用されるべきである．

教訓：時に重篤な状態に陥っていても，通常どおりの診察方法で待っている家族がいることを再認識すべきである．

スキルアップ　劇症型髄膜炎

　肺炎球菌の劇症型髄膜炎の報告が散見されますが，その予知はきわめて困難です．細菌感染症を疑う場合にはどの臓器症状があっても常に培養を行うことが基本であり，耐性菌の増加もあり，医療区域での蔓延している病原体の情報やサーベイランス情報は極力つかむようにすべきです．

症例 36 再考する必要がある症状が反復する症例は診断を

年齢・性別：4歳10ヵ月・男児．
主訴：腹痛，嘔吐．
病歴：1歳前から突然の嘔吐と不機嫌になることがあり，かかりつけ医や急患センターに同症状で受診し，腸重積疑いなど言われるも輸液ですぐに軽快するため，特に精査することもなく見られていた．頻度が増加することもなかったが，3歳頃からは自家中毒と言われて，近医で輸液を受けると良くなることを繰り返し，少し精神的なものがあるかもしれないなどと説明されていた．今回は夜半に嘔吐が4回みられ，痛みが強かったために急患センター受診し，腸重積の疑いということで紹介となった．

現症
来院時は苦悶様顔貌で，少し顔色不良であった．検尿では潜血（＋＋＋）であり，浣腸便には血便は認めなかった．超音波検査ではターゲットサインを認めず，腸重積は否定的であった．血尿があったため，腎と膀胱の精査も行った．左の腎臓が腫大し，腎盂の著明な拡張を認めた．しかし，翌朝には輸液のみで症状は改善し，血尿も消失していた．再度超音波検査を行うも左腎のサイズは通常で，拡張した腎盂も認めなかった．

経過と結果
以上の経過から，間歇性水腎症と診断して，それから半年後に両親の同意を得て，手術療法を行った．

何が問題か
1) 症状の反復を呈する子どもは少なくはないが，えてして前診断名で片づけてしまうことが多い．
2) 反復する症状の場合には診断のやり直しを行うべきである．

Ⅲ　複合要因によるリスク症例

リスク対策 ▼
1）反復症状に対して，前診断名のまま，安易に治療をしてしまうことが多いため，反復する場合には必ず診断をやり直す習慣をつけるべきである．
2）繰り返す症例には安易に精神的な要素が加味されているとされがちであり，精神・心理的な要素が関係していることを言うためにはきちんとした除外診断を行って器質的疾患がないことを確認してからにすべきである．

課　題 ▼
1）反復症状の症例の場合には前診断名に流されてしまいがちであるが，必ず診断をやり直す意識を持つ必要がある．
2）器質的疾患の除外を行って初めて，精神・心理的疾患の診断を行うべきである．

教訓：症状の反復が見られた場合には煩瑣をいとわず，必ず診断のやり直しをすべきである．

スキルアップ　間歇性水腎症

　間歇性水腎症は時に経験されますが，何らかの機転で腎盂尿管移行部の閉塞が生じて水腎症をきたし，腎内圧の上昇で嘔吐および腹痛が出現します．輸液などで尿産生が高まり，腎盂圧が閉塞圧を上回ると一気に尿が排泄され，痛みが消失してしまうものと考えられ，血尿も腎盂拡大も発作時のみにしか観察できないので看過されやすい疾患です．
　間歇性水腎症は腎盂尿管移行部の内因性や外因性に狭窄が一時的な種々の誘因で起こる病態とされ，先天性狭窄や血管の走行異常，索状物などによる圧迫などが原因と言われます．その頻度は稀であり，正確な疫学的頻度の報告は見られません．臨床的に発作性の腹痛・嘔吐，顕微鏡的血尿の場合は本疾患を考慮する必要があるものと考えます．

4章 リスク分析からの教訓

　医療安全管理は，医療行為が複雑高度になった現代において，欠かせない医療者の施行すべき義務と言える．様々な形で医療における「ヒヤリハット」は存在しているが，「人は過ちを犯すもの」としての危機管理が大前提としてあるものの，そのインシデント・アクシデント症例を葬ることなく，その後に生かし，医療事故防止の一助にする努力はきわめて重要かつ避けてはならないことである．多くのリスク分析を行い，その中からの教訓を抽出して，今後の医療に生かしていくことは医療管理上，必須な作業である．そこで，今回のリスク症例の分類から得られる教訓を導き出し，今後の診療の一助に，危機管理の一貫として役立ててもらいたい．

初歩的なミス

　患者間違いや薬用量の間違い，さらには薬品の間違いが多い．魔がさすかのように間違えていることが多く，誰もが過ちを犯すものであるという前提で二重三重のチェック体制を作ることが重要となる．同姓同名症例は必ず診療録表紙に「同姓同名あり」と明記することで注意が喚起される．

　小児医療の基本が疾患治療のみではなく家族ぐるみでの健全育成という点を考慮すれば，その家族背景などにも診療の最中に配慮することで同姓同名も見抜ける場合が出てくる．疾患治療にのみ徹せず，診療の幅を身につけることもこのような単純ミスを防止する際にも重要となる．薬用量の間違いは常に医師自身が自分自身で再確認する習慣を付けること，処方箋の手渡しに関わる看護師もチェックに参加するシステムを構築すること，複数の薬剤師でダブルチェックするなどの体制が望ましい．

　いずれにせよ，医療提供側のリーダーは医師であり，ていねいな字での伝達はもちろん，どの部署でも間違いが起こりうるとの配慮を常に医師が行っておくことが必要である．

スキルアップ　**初歩的なミスの防止**

　テグレトールとテオドールなど間違えやすい薬品はある程度決まっているので，その周知徹底も重要です．また，患者家族が率直に聞き直す，あるいは処方箋の内容を尋ねやすい雰囲気作りを診察室，受付，薬局などすべての関係部署で行っておくことも非常に大切です．

思い込み・受け売り

　医師が多忙なほど，あるいは体調が不良なほど「思い込み・受け売り」は起こりやすく，診察終了時間前に起こりやすいなどの特徴がある．あるいはベテラン医の意見に，追従してしまうことも少なくない．医療姿勢の問題でもあるが，いかにベストコンディションで診療を行い，謙虚に身体所見を見つめることができるかにかかっていると言えよう．この防止の原点は基本的な診察をおろそかにせず，ていねいに診察することと，率直に問題点の列挙を行い，それに対する病態生理の検討を行うことである．臨床症状，身体所見において疑問点やちょっとした印象の違いが残れば，安易に判断をせず，その疑問点の解決を図るべきである．解決ができない場合には遠慮や煩瑣をいとわず，転送紹介やセカンドオピニオンを求めるべきである．要するに「思い込み・受け売り」の発生には診察の熱意が十分に維持できているか否かにかかっているといえ，一定以上の知識を修得しておくことはもちろんのこと，常に安易な思い込みを行わない姿勢が求められる．

　また，症状発現の過程を系統立てて解析する緻密な作業を行うことも重要である．

　さらに除外診断を常に行う習慣を持っていると「思い込み・受け売り」診断は減少するはずである．このことは深夜診療や当直明けなどの診療条件の悪い時に特に有用である．いずれにせよ，「思い込み・受け売り」診断は誰にでも起こりうるものであり，ベテラン医だから少なく，研修医だから多いということはない．「思い込み」をしないという診療姿勢が最も防止の基本となるものである．

> **スキルアップ**　**思い込みの防止**
>
> 　例えば上腕骨顆上骨折を肘内障と誤診した症例でも，その受傷機序を考慮すれば，通常は上腕骨顆上骨折が，あるいは肘内障ではないかもしれないとの考えが念頭に浮かぶはずです．

診療の基本(問診・視診など)の不徹底

　思い込みや受け売りに共通する事態で，陥りやすいピットフォールである．やはり，全身の診察は基本であり，たとえ，耳が痛いと来院しても全身診察を怠ってはならない．腹痛ではヘルニア嵌頓，精索捻転など，その症状に特有な見逃しがあることを忘れないようにすべきである．

　思春期もしくはそれに近い子どもの場合はプライバシーを守ってあげることも重要であり，話しやすい環境作りも正しい問診の方法として求められる．

　いずれにせよ，診療時間終了間際や深夜など医療者側の診療条件が悪い場合は，よりていねいな診療の意識化が必要であり，そのためにはチーム医療の一貫として，看護師スタッフや事務方などから一言「急ぎすぎですよ」と言えるご意見番も必要であり，そのような雰囲気作りが重要である．

前駆症状の見落とし

　単にその症状や所見の見落としだけではなく，症状や所見があることがわかっていてもそれに対する考察を怠り，解決しない場合も見落としと同義である．このような観点から，もし初期救急医療で迷ったら，ある程度の時間をかけて観察する必要があり，輸液などを行うとともに可能なら血液検査など情報収集を積極的に行うべきである．

　また，見落としを防ぐための検査は，その必要性を家族にしっかり伝えて協力を得るようにすべきであり，安易に家族の都合に合わせてしま

> **スキルアップ　時間をかけて観察する**
>
> 　特にけいれん後の意識レベルの判断には迷うことが多いため，積極的に時間をかけて観察する態度が必要であり，その姿勢はたとえ最悪の結果になろうとも家族にとっては救いとなる医療態度と思われます．

うことは避けるべきである．結果が悪い場合，家族はなぜ検査が必要ともっと強く言ってくれなかったのかと文句を言うことがあっても，自分たちが悪かったと思う家族はいないのである．

　一通りの診療を終えて，診断を組み立てる前に，保護者に「他にいつもと違う症状や心配な点はありませんか？」と念を押すことが見落としを防止する際に役立つ．そのような余裕のある診療姿勢を常に維持することが重要である．また，問診，症状，診察所見に乖離がある，合わない点がある場合には，問診からやり直すことが大切であり，見落としの防止に直結する作業である．

　重要なことは「症状や所見と合わない」と疑問視する能力もしくは習慣である．さらに局所症状の訴えでの受診例では安易に診断をして，全身所見の診療を怠ることも少なくない．必ず全身観察が必要であり，「見落とし」が局所所見や家族の思い込みによる訴えの時に多いことを念頭に入れてていねいな診療を心がける必要がある．

　ただし，思春期の子どもたちなど全身観察がやや困難な場合も少なくないため，「見落とし」を防ぐには煩瑣をいとわず，女性医師（その逆もあるが）をコールしたり，看護師などの援助を借りての観察なども必要となる．多忙な時や診療終了時間間際，体調不良などの時に「見落とし」が起こりやすいのも事実であり，そのようなときには「見落とし」の危険性が高いことを自己暗示して回避するような努力をすべきである．

検査への過信

　検査を多用し頼りすぎて，基本的かつていねいな身体診察がおろそかになっていることは，老練な先輩医師からよく言われることであり，患者側からの不平も何かと少なくない．いかに現在の若手医師が検査中心の診療に傾いているかを示している一面でもある．「検査への過信」もある意味で，医療者側のエゴに影響を受けることが多く，忙しかったり，診療熱意が低下していたり，体調が悪いときなどに陥りやすいため，救急医療現場では最も気を付けなければならない．小児救急医療においても発症経過と臨床症状が最も重要であり，これらと相関しない検査結果は決して信用しないことが重要であり，検査の正常性を診断根拠に優先してならない．

スキルアップ 超音波検査の限界も知る

　超音波検査は極めて有用であり，特に腹部疾患では欠かせない検査ですが，その技術の個人差も大きく，条件によって所見が異なりやすいこと，腫瘍性病変や先天性疾患ではなく，炎症性病変ではその病期により診断率が変わることを知っておくべきです．特に穿孔性虫垂炎では超音波検査はその有用性が低下することなどのような，超音波検査やCT検査，MRI検査などの限界と弱点を知っておく必要があります．

　特に幼若乳児では最悪事態を予知しての治療を行うことが求められる．検査結果が臨床的に合わない時には納得いくまで再検をすべきであり，それを面倒に感じてはならない．
　いずれにせよ，日常多用する検査は血液検査1つとってもその意味合いや方法，感度〔その検査が検出すべき疾病を有する人間に対する，陽性検査結果の比．真の陽性数 a を真の陽性数 a と偽陰性数 c の合計 a + c で除した値で，$a/(a+c)$〕，特異度〔その検査が検出すべき疾病を有していない人間に対する，陰性検査結果の比．真の陰性数 d を偽陽性数 b と真の陰性数 d の合計 b + d で除した値で，$d/(b+d)$〕などを熟知しておく必要がある．

問題点の先送り・判断の遅れ

　後で振り返れば，なぜあのときにしておかなかったのだろう，いつもはするのにと思い出されることが多い．これもまた，やはり診療意欲・熱意が低下しているときに最も起こりやすいということを忘れてはならない．逆に，このことは家族の訴えに真摯に耳を傾けていないということにも直結しており，最も危険な診療姿勢と言える．常に訴えに耳を傾け，状況変化と医学的判断および家族の不安のポイントなどを見極める必要があるとともに柔軟な対応が望まれる．

> **スキルアップ** **問題点の先送りの例**
>
> 幼児期より喘息で診療してきたかかりつけの子どもの例です．春先からの咳発作が抗喘息治療を 3 週間あまり行っても治らないので入院治療をと紹介があった 12 歳児が，入院時の胸部 X 線写真で悪性リンパ腫による縦隔腫瘍が発見された症例を経験しました．このような症例もいつもの喘息発作として，思い込みが生じ，なぜいつもと異なり，改善しないのかという点の先送りが起こっていたものと考えられます．

すなわち，家族の言い分に十分耳を傾け，その時点で可能性のあることは正確に説明し，その方針は家族と共有して決定すべきといえる．そうすることによって，問題点の先送りや状況把握の甘さは起こらないであろうし，その治療において後手に回ることはないと思われる．以上のような診療を行うには常にベストコンディションで診療し，余裕ある対応・接遇を患者さんにすべきである．実際に患児との付き合いが長くなることにより，ついその治療方針変更のタイミングが甘くなることが多く，喘息児の急性増悪など慢性疾患でこのようなことが起こりやすい．

実際に自己判断に頼りすぎて，その結果として，問題点の先送り・判断の遅れという結果を招くことが多い．これを防ぐには上級医を中心に他の医師や看護師などの意見を聞くことが最も重要である．

インフォームド・コンセントの不備

きわめて重要な医療者と受療者の相互関係にかかわるため，一概に言えない部分があるが，多くは平易に説明をしていないことに起因することが多い．小児外来診療での小児科医の説明に 6 割以上の保護者が理解できていないとのアンケート調査結果もある．保護者の理解力を問題視する向きもあるが，実際には医療者側が医学用語を振り回しての説明に傾いていることが大きな原因となっていると考えられる．医療者側は説

明したつもりでも保護者は聞いていないという結末になりかねない危険性が常に存在すると考えるべきである．このことからも一定の理解力がある場合は必要以上にその疾患の転帰に関する情報，あるいは重症化の情報，もしくはそれらの予知に対する意見を述べていたほうがよい．

　しかし，過度の不安を抱いている場合にはやはり時間をかけて対応すべきである．いずれにせよ，医療者側の常識を基準として説明を行うことは避けなければならない．ここにも医療者側の診療に対する熱意が低下しているかどうかが大きな鍵を握ることが多い．超音波検査で虫垂炎からの膿瘍形成が疑われても確診のための造影 CT 検査を行わずに開腹手術を行うなど，医療者側の思い込みで一方的に治療方針を決定することは避けなければならない．

　医療面接で重要な考え方である「解釈モデル」（患者や医療者が病気の意味，重症度，治療方針，予後について持っている判断や信念）をお互いに納得できるまで，話し合う必要性をもっと重要視する必要があるであろう．

　さらに合併症の頻度とその概略は予め，説明を行うべきであり，その重篤化の予知症状まで説明することが望ましい．これらのインフォームド・コンセントは可能な限り，保護者の性格や家庭背景を踏まえて対応すべきであり，通り一遍に説明しても同意は得られないことを認識し，常に平易な説明を行うべきであり，必ず最後に他に心配な点や不安な点はないかを医療者側から質問しておくべきである．

前医診断への偏重

　どうしても先輩医師，あるいは地域の年配医師に対しては無意識に偏重していることが多く，若いほど，または多忙に診療しているほど，そのおとし穴に入ることが多いので，注意が必要である．また，そこには前医と家族との関係もあるため，慎重な対応が望まれる部分であり，診断が変わる際には特に前医への思いやりも含めた，総合的な対応が求められ，安易に前医を批判・非難することは絶対に避けなければならない．いずれにせよ，前医の診断は参考所見であり，正確な病歴・身体所見の把握が診断の基本であることには違いがない．前医の意見は尊重すべきであるが，どんな状況下においても臨床症状を正確に把握し，正しく身体所見を観察する習慣が求められる．再々の受診でも確定診断が得られ

ない症例などの場合，前医（もしくは自分）の初診時診断への思い込みが鑑別診断を行うことをつい省く傾向にあると言え，注意が必要である．

また，季節的に地域の流行疾患がある場合，その症状が認められると安易にその流行疾患と診断することも多く，特に家族の訴えが小さかったり，診療時間終了間際などが重なることによって，前医の診断や思い込み診断への偏重が増幅されてしまうので注意すべきである．経過や症状の細かな違いを的確に見抜いて流行疾患に対する鑑別疾患を除外診断していく必要がある．主な症状，強い症状，異常な検査所見などから単純に短絡的な診断を行わないように意識しての診療が望まれる．

非典型例の見落とし

これも少なくない．常に典型的症状が揃うことは少ないという意識で診療を行うべきである．その診断に合う，合わない症状を常に列挙して，鑑別診断を行うようにすべきで，その矛盾点に即して，問診，身体所見のほかに情報収集（検血，検尿，検便など）に力を入れるべきである．そこには母親からの日頃とどう違うという訴えにきちんと耳を傾ける姿勢が最も重要になることが多い．

特に幼若乳児ではほとんどの疾患で典型的症状は認めないことが圧倒的に多く，多くの検査を行わないと診断がつかない場合があるため，あらゆる可能性を考えた冷静な対応が望まれる．また，同じ疾患の再発・再燃の場合や好発年齢と違う年齢の場合には典型的症状が揃わないことも多いため，非典型的例の見逃しという事態が起こりやすいともいえる．いわゆる臨床症状と検査結果が相関しない場合は安易に軽症疾患との診断をせず，より重篤な疾患の可能性をすべて考慮した検査計画と慎重な診断が必要である．

複合要因

やはり医療者側の常識と家族の思い・願いとの食い違いに強調されるような意志疎通の問題がからむことが多い．医療施設の違い，もしくは医療体制の違いなどは医療者側の問題であり，患者家族には理解できないことであるという認識が必要である．われわれ医療者は施設背景で診療姿勢を変える必要もあるが，患者の不利益になるような診療姿勢は当然慎まないといけない．このことはきわめて難しいことであり，わかっ

4章 リスク分析からの教訓

ていてもなかなか実践できないことが多いため，いかに余裕ある診療を行うかを常に心がける必要がある．

さらに，医療施設の能力とそのスタッフを含めた危機管理能力も常に把握しておき，医療施設能力を超えた疾患の場合にはその旨家族に説明し，その時点でのベストの治療法を一緒に選択しなければならない．さらには，考えられる最悪の事態をスタッフに説明し，危機管理の予知を周知徹底させておく必要がある．ワクチン接種後の変化は接種医の対応が望ましいが，救急医としても接種ワクチンが明確である限り，その対応が困難ということはないわけで，ワクチンとの関連性を中心にていねいかつ慎重，および正確な対応が望まれる．

アレルギー・薬物による危急症

日常診療で良く遭遇するものであり，その対応は救急医ならずとも開業医でも十分な対応準備・危機管理能力が臨まれる．家族のアレルギー歴の聴取には単にアレルギーの有無を聞くだけではなく，平易にていねいに聴取する．両親には幼少期のアトピー皮膚炎や喘息などアレルギー疾患の有無を1つ1つあげて聞いておくべきである．いずれにせよ，薬剤はすべてアレルギーが起こりうることを再認識しておく必要があるが，これらの薬剤に含まれる賦形剤の成分などもチェックしておく必要がある．

特に卵，そば，トウモロコシ，ジャガイモなどの食物アレルギーの場合には思わぬ薬剤に含まれていることがあるため，これらの食物アレルギー児では注意が必要である．喘息児の場合には解熱鎮痛薬〔サリチル酸（アスピリン），メフェナム酸（ポンタール），ジクロフェナクナトリウム（ボルタレン），インドメタシン（インダシン）〕などがあるが，元来，小児には使わない薬であるものの，小学校高学年以降になると，耳鼻科や外科などで使用されるため，注意が必要である．

キシロカイン，ステロイド薬へのアレルギーの有無はチェックしておく必要がある．また，アレルギーらしい症状が発現した場合には必ず後日に，考えられる薬剤によるスキンテストを行い，確認しておくべきである．このようなアレルギー児に汎用する抗アレルギー薬・抗ヒスタミン薬によるアレルギーも多いことは知っておく．そのような場合に必須となる救急処置セットなどの点検を怠らず，あるいはスタッフのトレー

ニングなども含めて，常に危機管理を行っておかなければならない．

電話相談・電話指導

　お互いに顔が見えないこともあって，ぞんざいな言葉になりやすく，感情的なトラブルが多くなることを自覚しておく必要がある．しかし，実際には症状の訴えによる判断は困難であることが多く，きわめて慎重な態度が求められる．訴えや訴え方（言い方・話し方）のみで判断しないことが重要であり，患児の状況・背景を聞き出さなければならない．このような余裕がない場合は電話指導・相談は行ってはならないと言っても過言ではない．実際に電話指導・相談を行うにあたっては「診察する」もしくは「診察が可能な施設が近隣にある」ことが大前提で行うべきである．このような前提の下に余裕ある態度で電話指導・相談を行うことが求められる．電話指導に終始する場合には周到な問診が必要であり，家族の単一の訴え以外の症状を聞き出して初めて診断可能と言えるが，このような対応ができて，初めて 0.5 次救急医療としての役割が可能になると思われる．

　電話指導による非受診例において，結果が悪い症例も少なからず存在するわけで，電話指導において単一の訴えで断言することは避けるべきであり，少なくとも考えられる他の症状とその程度を聞き出して指導することはその後の対応にきわめて重要となるであろうし，医療者側の悔いを残さないことにつながると考えられる．いずれにせよ，「電話相談・電話指導」は診察可能，およびその施設の存在が必要条件であり，医療側はオーバートリアージをすることが十分条件といえる．一般論以外の説明指導はできないので，その判断ができかねる場合には速やかに受診を勧めることが大原則であるべきである．

その他

　診察当初は全く考えつかない原因疾患があり，治療経過中に真の診断が判明することがある．このような疾患は常に，診断の再考を行うべきであり，実際には診断根拠の強さとその後の経過の問題点などを列挙して再検すべきかどうかの検討をする必要がある．ただし，知識の及ばない事象も時にあるため，診断や治療経過にわずかな問題点が残る症例は

4章 リスク分析からの教訓

常にその問題点ごとにリストアップして，必要時においてすぐにレトロスペクティブに検討できるよう保存管理しておく必要がある．それにより，後日正しい診断に到達することがありうる．「この症例はこの診療で本当に良いのか」と自問して臨床現場で診療を行うことが重要である．

以上，リスク分類に基づいての分析でその教訓を述べてきたが，多くのジャンルのリスクに共通するのは，医療者側の診療熱意と診療姿勢である．その熱意と姿勢は常に変動するものであり，より普遍的なものにする努力は医師一人一人が行う必要がある．しかし，その診療熱意と診療姿勢を左右させるのが，医師の体調であることは自明の理であり，自己管理能力が問われていることに他ならない．実際には心身両面で余裕ある診療をするべきであるが，色々な要素で影響を受けやすい．終了時間間際や知識不足，超多忙，寝不足などのため，これらへの対応はやはり日々の努力ですべての症例について，「診てあげる」診療姿勢から「診させてもらう」診療姿勢への意識変革を行うことが重要と考えられる．

> **スキルアップ**
>
> ### 「診させてもらう」意識を忘れずに
>
> 「診てあげる」という意識は「こんな時間なのに，この程度の症状なのに，とても忙しいのに」といった，弱者を前にした強者側の意識に他なりません．いわゆる特権意識が医療者側に潜在していると言えます．これに対して「診させてもらう」という意識は，医師に成り立ての時のような純粋な気持ちであり，経験のない自分でいいのかという謙虚な気持ちに他なりません．すなわち，軽い症状に見えてもどんな重篤な疾病が隠れているかもしれないという意識を持つことが必要なのです．救急医療現場の煩雑さや疲れから，病気を診ず，人（親・保護者）を見て診療してしまいがちであることから，常に「診させてもらう」意識を忘れずに，疾病と，子ども及び，親・保護者との両者を診ることが非常に望まれていることと思われます．

症例から得られたリスクマネジメント

　医療者として「間違い」「見落とし」などの過ちはないはずとの先入観が医療側にも受療者側にも永く存在し，今もその風潮は残っていると言える．しかし，「人は間違いを起こすもの」としての認識に基づいての危機管理が，医療安全管理対策にはきわめて有用である．ヒューマンエラーがあっても，事故の発生に結びつかない環境作りを常に心がける必要がある．

1．エラーレジスタント・エラートレラント

　事故防止の基本となるべきことは「エラーレジスタント」すなわち，エラーの発生自体を抑えることにより事故を防止することで，個人の訓練や教育，使いやすい機器・用具の設計管理，作業手順の改善などを通じてエラーの発生頻度を減少させることである．

　また，「エラートレラント」も重要で，エラーの存在を認め，エラーが発生しても事故に結びつかないようにコントロールすることで，働く環境の整備，事故防止意識の向上などで事故への進展を防止することが可能となる．

　小児医療・小児救急医療におけるピットフォールも診療における危機管理を怠らないことで回避可能となるであろうし，それがとりもなおさず最も優れたリスクマネジメントと言えるであろう．

2．診療の姿勢と熱意に基づく

　種々のピットフォールが小児医療・小児救急医療において存在することは自明の理であり，本書の第3章でその分類を行い，第4章でその個々の症例から得られる教訓を述べてきた．そして，全体を通して小児救急医療のピットフォールの多くは，診療姿勢や診療熱意に基づくものが多いことがわかった．いかに医療側がベストコンディションで診療が行えるか，にかかっていると言っても過言ではないと思われる．ただし，受療者側がきわめて利己的な態度で診療を望む場合も少なくないことも現実である．その見きわめとそれをわかったうえでの対応・接遇が望まれている．

4章　リスク分析からの教訓

小児医療のプロとしての identity を持ち，きわめて慎重かつ知性的な診療姿勢でその対応・接遇に臨むことが他科の医師以上に求められていると言えよう．なぜなら，何も欲のない子どもたちが診療相手であり，その子どもたちの健全育成の担い手であるのが小児科医であるからである．たとえ混乱した保護者の場合でも，それに惑わされることなく，常に子どもたちの将来を見据えての対応ができるか否かが良い小児科医・小児救急医かの分かれ道であると考えられる．

3．謙虚な診療姿勢こそが求められている

症例から得られるリスクマネジメントは総合的にみると，思い込み・受け売り，診療の基本の不徹底，前駆症状の見落とし，検査への過信，問題点の先送り・判断の遅れ，インフォームド・コンセントの不備，前医の判断への偏重，非典型例の見落とし，などのピットフォールは，結局は診療意欲・熱意に起因するものである．そのリスクマネジメントには，常に診療の場では細心の注意を払い，子どもたちの苦痛を最小限にする努力を最優先にする必要があり，その心がけを日頃から行っておくことが大切である．また，単純なミス，複合要因，アレルギー・薬物による危急症などその診療体制や医学知識に起因するものもあるが，いずれにせよ，診療の責任は誰にも転嫁できないことを考えれば，常日頃から謙虚な姿勢で診療を行うことが，そのリスクマネジメントの大きな柱となる．そのような謙虚な診療姿勢こそ，現代の保護者たちから最も求められているものであることを認識しなければならない．

言い換えれば，小児救急医療を行うにあたって，各種のピットフォールがあるものの，その多くは結局のところ診療姿勢に関連するものであり，いかに診療意欲と熱意を高めて維持できるかにかかっている．これは裏を返せば，「診療してあげる」意識から「診療させてもらう」意識へ変換することに他ならない．いかなる場合でも「診療させてもらう」意識で患児家族と向き合うことができるかが求められている時代とも言えよう．その意識変革を小児科医自身が率先して行うことがピットフォールを回避するリスクマネジメントの原点であろう．

各ジャンルのピットフォールにおけるリスクマネジメントは付表2（92ページ）に詳細に分類し，実際の診療における注意点を付表3（裏

表紙見返し）にまとめてみたが，それぞれに診療条件，診療環境，施設環境などで微妙に変化・応用して対応していくべきであるのは言うまでもない．

　医療チームのリーダーはあくまでも医師であり，医師が良い診療姿勢を持つことから良い医療環境の第一歩が始まることを心に言い聞かせての診療を行うべきである．小児救急医療は急患センターなど出務先での診療などが多い．また初めての患者さんとの出会いが多いことなどから，特に診療姿勢への心がけは強く求められるところである．

スキルアップ：著者研修医時代の診療録

久留米大学小児科病棟での著者の研修医時代（医師になって1カ月目）の「退院のまとめ」
（資料提供は芳野信久留米大学教授，「市川光太郎先生北九州市立八幡病院在任20周年記念誌：やはた組2」p112より転載）

O. 両下肢に斑状出血（皮下）が1〜2個、左上腕に皮下線状出血が みられる。これは入院後消退しつつある。点状出血斑がかすかに両下肢・両肩〜胸部に みられたが入院後消失。

各種検査の結果　　（佐賀県立病院入院時）　（本学来）　（入院中）
① 血小板　　2.2万/mm³ → 6〜7万 → 2〜3万 → 1.3万 → 3.2万 → 3〜4万
② 出血時間　　　　　　　　　　　　　10分以上　4分
③ WBC　　　　　　　　　　　　　　　13,000 → 16,000 → 14,000
④ CRP　　　　　　　　　　　　　　　　　　　　　（＃）
⑤ ESR　　　　　　　　　　　　　　　　　　　　　19mm/1hrs
⑥ Bone marrow
　　　megakaryocyte counts : normal (4×16＝64)
　　　cells count (136,000)
　　　幼若巨核球：成熟巨核球 ＝ 1：1

A. Bone marrow, platelet count, 凝固時間正常 等から Diag として I.T.P が考えられる。I.T.P との D.D として Bone marrow 所見があげられる。I.T.P にしては経過が永いのと 既治療（＋）であることより、Chronic type の ITP と思われる。Problem として残るのは therapy の選択と その response の判定、及び 予後、予防時期である。

生来の易感染性 に加えて、steroid剤・免疫抑制剤の服用経験があり、現在再び steroid剤 を服用していることにより、infection に sensitive であるということと、現在 Otitis media 及びその一連の infection である。上気道炎 が現在もあるということ、しかもこれが今回の nasal bleeding の attack に関与していたと思われる。

P. ① 佐賀県立病院での therapy は steroid剤（プレドニン 2mg/kg）4W間、イムラン 5日間、6-MP を 8ヶ月間 使用している。本科でプレドニン 1W間使用 退院後 1W間 プレドニン（2mg/kg）投与、その時期で本来受診し response の観察とその方針決定 & follow up、更に上気道炎に対しては 抗生剤（パスタシリン）投与 (800mg 5日分)
② プレドニン 30mg 3× (3,2,1)ぶっし 7日分 (2W) (未定) 30mg 漸減療法
③ therapy に対する response をみるため、退院後 1W目に本来受診、その後、2W に 1度の割で本来を受診させること、実解にならず、再び出血傾向が出現したら、Splenectomy の他も出現することの説明（2点についても 可能）

更に、infection に十分注意させると共に、丈夫な健康な肉体と 活発性をもたせる様に、母親に説得する。科ロからも nervous ではあるから、だぼ 自然育てある

台医(Junior) 市川　Senior オカダ　病棟医長　　　教授・助教授

> **スキルアップ**

Mentor（よき指導医）のことば

**市川先生ご自身の Mentor（よき指導医）はどなたですか？
その人となりをご紹介ください.**

　卒業・入局して2年目の研修医時代に聖マリア病院新生児センターで教えをいただいた橋本武夫先生（現聖マリア学院大学教授）で，無我夢中，不眠不休で働いた最初の3カ月間は黙ってみていてくれましたが，新生児医療が好きだとわかるととことんまで教えていただきました．忘れない教えの言葉は，「診療録の記載は患児の宝物であり，主治医のフィロソフィーが滲み出る主治医の宝物であり，施設の宝物である．みんながわかる平易な言葉でていねいに現症を把握し，それに対する自分の考えと想いを書きなさい」と，「貴重な症例に出会ったら，自分ひとりで体験するのではなく，いつなんどきでも仲間の医師みんなに連絡して共有すべきだ！」の2つです．橋本先生に出会って，小児医療と家族，そして救急医療の重要性，救急医療技術の習得の必要性を実感したように思っています．

終章 小児救急医療ガイドラインの陥りやすいおとし穴とその回避法

　この数年，いわゆる教科書的な小児救急医療ガイドラインはそれぞれの領域で多く刊行されており，症候学，診断学的なものはそれらを参考にされたい．ここでは主な内因性危急疾患と外因性危急疾患について，小児救急医療ガイドラインにおける陥りやすいおとし穴とそれを回避するための実践的対応法について述べてみる．

終章　小児救急医療ガイドラインの中での陥りやすいおとし穴とその回避法

1．内因性危急疾患

1）乳幼児突然死症候群（SIDS）

　2007年（平成19年）度の死亡統計では0歳児の死因の第3位を占め，わが国では年間140名前後の乳児が死亡している．救急現場で遭遇する来院時心肺機能停止（CPAOA）の中で最も頻度が高いと言え，当施設の2005～2009年の5年間の統計でSIDSの頻度は全小児救急受診者の30,000人に1人であった．

　本症はうつぶせ寝禁止キャンペーンで減少しているものの，小児の突然死の原因として少なくない．本疾患の診断が他の原因による突然死の除外診断であることは徹底的な死因検索を行う必要があることに他ならない．一般的救急検査に加えて，頭部CT検査を含めた各種画像検査，眼底検査，髄液検査，尿検査が必須であり，その検体保存が求められる．さらにどのような理由があっても検視のための警察通報を行い，行政解剖，病理解剖のための努力をすべきである．現場検証（Death scene investigation：DSI）が行われないわが国において，事故発生状況が克明に記録されないことが多いのでマニュアルを用いた問診を行うべきである．また，脂肪酸代謝異常症など先天性代謝疾患による突然死が紛れ込むことも多く，血清，尿，胆汁，肝臓血球，皮膚などの保存が必須となる．

スキルアップ

SIDSとALTE

（精査：研究機関は日本SIDS学会事務局 TEL 06-6385-6931 FAX 06-6385-6922 に問い合せを）

　乳幼児突然死症候群（SIDS）は「それまでの健康状態および既往歴からその死亡が予測できず，しかも死亡状況および剖検によってもその原因が不詳である，乳幼児に突然の死をもたらした症候群」と定義されている疾患です．蘇生により救命された場合，従来は未然型SIDSあるいはニアミスSIDSと呼ばれていましたが，最近では必ずしもSIDSと同一の疾患群でない可能性を考慮し，乳幼児突発性危急事態（ALTE〈アルテ〉）と呼ばれています．

2）蒼白発作（無呼吸発作）

　生後3ヵ月までの乳児によく経験され，呼吸障害をあまり認めず，顔色不良（蒼白）になったとして，受診することが多い．いわゆる無呼吸発作か否か家族には識別できないことが多く，けいれん性疾患などの中枢性疾患・代謝性疾患などが鑑別にあがる．問診上不明確なことが多いが，必ず発作時の眼球の状態と四肢の緊張の状態を尋ねておくことが重要である．しかし，臨床的にはそのほとんどは百日咳菌感染症であることが多く，実際に咳き込みなどを認めないケースが多い．時にいわゆる乳幼児突発性危急事態（ALTE）との鑑別が容易でなく，入院後抗体価が判明して百日咳の診断が可能となり，ALTEが否定される．

　稀に脳腫瘍や脂肪酸代謝異常症などが見られることもある．原則として入院精査を行うべきであり，来院時に状態が改善していても安易な判断を行わないことが重要で，検体保存を含めて，考えられることはすべて行う必要がある．

3）急性細気管支炎

　発熱と咳嗽，喘鳴，哺乳力低下，顔色不良などを主訴に受診することが多い．家族にアレルギー歴があることも問診上重要なポイントとなる．

　乳幼児の呼吸管理で最も多く経験されるのが本症と考えられる．特に超〜極小低出生体重児や気管支肺異形成症（BPD）などの慢性肺障害の乳幼児に限らず，一般乳児も重症化することが多いが，経験的にアレルギー体質を有している乳児に罹患が，また重症化が多い印象がある．冬

スキルアップ

乳幼児突発性危急事態 ALTE
（Apparent life threatening event）

　それまでの健康状態および既往歴からその発症が予測できず，しかも児が死亡するのではないかと観察者に思わしめるような無呼吸，チアノーゼ，顔面蒼白，筋緊張低下，呼吸窮迫などのエピソードで，その回復に強い刺激や蘇生を要したもののうち原因が不詳のもの，と定義されています．

季に，しかもインフルエンザと時期を異にして流行が見られる．挿管・人工呼吸器管理を余儀なくされる症例が少なくなく，頻回の血液ガス測定や SpO_2 のモニタリングを行い，オーバートリアージでの呼吸管理が望まれる．実際の対応は酸素テント収容と十分な輸液と気管支拡張剤の吸入が基本であり，ステロイド薬，ネオフィリン，抗菌薬などの経静脈的投与は個々に対応している．

4）喘息重積発作

治療ガイドラインの普及や治療薬の改良，および喘息の病態概念の究明による治療薬選択の変遷から重積発作の児童は減少しているように思われる．乳児喘息の症例が時に重積を起こしてくることがある．最近の報告では思春期の喘息死よりも乳幼児の喘息死の頻度が上回っており，早期の介入と正しい治療が求められている．喘息発作では乳幼児ほど早期の輸液管理と酸素化などやはりオーバートリアージでの治療が望ましい．急性細気管支炎と同様な対応を行うが，積極的にステロイド薬の経静脈的投与を行っている．実際には呼吸器感染症を伴っていることも多いため，抗菌薬の投与は併用することが多い．注意すべき点は1年を通して，稀に心筋炎がみられることである．軽度の喘鳴を伴うため，喘息性気管支炎などとしての紹介が多いし，持続する腹痛などを認め，心筋炎の診断が遅れるケースがあるため，喘鳴時を診療する時には常に本症を念頭において心音の強さ，リズム，胸部X線上の心胸郭比など注意深いチェックが必要である．

5）中枢神経感染症

最も重症化しやすい小児内科的危急疾患であり，その病勢の進行の早さや後遺症を含めた疾患の重篤さなどから，早期診断，的確な治療が求められる小児救急医療特有の疾患群である．いわゆる発熱（高熱が多いが）児には常に本疾患群を念頭に緻密な診察と検査が必要である．

①細菌性髄膜炎

幼若乳児に多く，生後3ヵ月未満は大腸菌とB群溶連菌が，3ヵ月以降はインフルエンザ桿菌と肺炎球菌が多いことはよく知られている．しかし，近年，インフルエンザ桿菌の髄膜炎の増加と低年齢化，さらには薬剤耐性菌〔（肺炎球菌でのPRSP，インフルエンザ桿菌でのBLNAR（βラクタマーゼ陰性でアンピシリン耐性のこと）やBLPACR（βラクタ

終章　小児救急医療ガイドラインの中での陥りやすいおとし穴とその回避法

マーゼ陰性でアンピシリン耐性のこと)〕の増加による既存の治療（CTX＋ABPCなど）に抵抗性の症例が増えて治療失敗例が散見される．起炎菌とその薬剤感受性が判明するまでの経験的治療はCTX（第3世代セフェム系抗菌薬のセフォタキシム，商品名クラフォラン）＋PAMP/BP（カルバペネム系抗菌薬でパニペネム/ベタミプロン，商品名カルベニン）あるいはMEPM（カルバペネム系抗菌薬でメロペネム，商品名メロペン）などが選択されるようになっている．

　肺炎球菌と判明したらPRSPを考慮して，PAMP/BP＋VCMを推奨する施設もあり，インフルエンザ桿菌であれば，MEPMが推奨されている．

　難聴の合併症予防としてのデキサメサゾンの使用は重症感染初期のサイトカインストームを抑制するうえでも多くの髄膜炎症例に用いられるようになった．

②急性脳症・脳炎

　インフルエンザ脳症に代表される急性脳症は新たな社会的不安を起こし，厚生労働省での研究班が誕生するほどわが国独特の疾患として社会問題化してきている．インフルエンザ脳症は急激な発症（発熱後6時間以内が多い，すなわちインフルエンザキットも偽陰性の多い時間帯）は，その予知〜早期治療をきわめて困難にしており，熱性けいれん重積や高熱せん妄などの鑑別が初期には困難である．この意味からもインフルエンザ流行時の熱性けいれんは院内での数時間単位の観察が極力求められる．熱性けいれん発症前に「うわごと」を言ったり，精神神経症状が認

> **スキルアップ**
>
> **PRSP**（ペニシリン耐性肺炎球菌 penicillin-resistant *Streptococcus pneumoniae*；PRSP）
>
> 　1967年にオーストラリアで気管支拡張症患者の喀痰から本菌が初めて分離され，国内においても1980年代後半からPRSPの分離頻度が増加しました．特に乳幼児期の分離頻度は高く，3歳以下ではPISP＋PRSPで80％以上を占めています．PRSPに抗菌活性を示すのは，注射薬ではカルバペネム系，経口薬ではスパルフロキサシンやトスフロキサシンなどのニューキノロン系です．

められた症例は全例，中枢神経系精査と即刻の脳圧降下治療を行うべきである．決してオーバーセラピーと考える必要はないと思われる．ノイラミニダーゼ阻害薬が使用可能になったが，使用例にもおいても脳症発症例が報告され，同剤が脳症発症を予防するというエビデンスは現在認められていない．病態としてはサイトカイン脳症と呼ばれ，サイトカインストームと血管内皮細胞障害がその病態とされつつある．いずれにせよ，小児救急医療現場にはインフルエンザ迅速診断キットを導入して早期診断を行うことであり，これがインフルエンザ関連疾患におけるおとし穴に陥らない最大の防御策と思われる．

インフルエンザウイルス以外には，最近話題になっているのはエンテロウイルス71による手足口病での脳症であり，中枢性呼吸障害による肺水腫を伴うことが知られている．他には古典的にはヘルペスウイルス(HSV)による脳炎で，新生児期を除けば神経行性であるため片側性脳炎で側頭葉の病変が主である．発症直後のCTでは鑑別が付かないため，疑わしい症例では連日でも頭部CTを撮影するか，緊急MRI検査をすることが望ましい．

6）けいれん性疾患

①熱性けいれん

報告者で異なるが10人に1人の頻度で熱性けいれんはみられ，家族歴を有している症例が多い．いわゆる単純型の熱性けいれんか否かを見極めることが最も重要である．つまり，1歳以上6歳未満，38℃以上の発熱，15分以内の自然消退，両側性強直性・間代性けいれん，麻痺を残していない，単回発作である，他の神経精神症状を伴わない，発作後は元気である，もともと精神運動発達遅滞を有していない，熱発24時間以内の発作である，などを満たしているか否かを正確に把握し，これらに合わない所見がある場合には中枢神経系疾患を念頭に精査をすべきである．ただし，0歳児では熱性けいれんであっても熱発24時間以降のけいれん発作が起こることがあるため，注意を要する．0歳児の場合にはそれだけでも中枢神経系疾患の除外のために精査はすべきである．

②無熱性けいれん

①の諸条件を満たさないものの他の疾患は否定される熱性けいれんの複合型という考えがあるが，それとは別に38℃未満でのけいれん発作は

終章　小児救急医療ガイドラインの中での陥りやすいおとし穴とその回避法

無熱性けいれんとして対応する．最も多いのはいわゆるてんかん発作であるが，ロタウイルスを中心とした軽症嘔吐下痢に伴うけいれんなどが次いで多い．しかし，無熱性けいれんと遭遇した場合には必ず中毒に基づくけいれんの除外が必要である．特に使用頻度の高いテオフィリン製剤によるけいれん・不穏・嘔吐は有名である．最近は啓発が行き届き，乳幼児への使用が少なくなった鼻閉用のプリビナ点鼻薬などもけいれんが多かった．また食品である銀杏の過食によるけいれんも少なくない．個人差があるため過食としたものの数個で起こりうるといわれている（ビタミン B_6 の拮抗作用による脳内 GABA の減少が本態とされている）．いずれにしても，無熱性けいれんの診療の場合には服用薬剤，摂取食品および中毒物質の誤飲歴などを必ず問診しておく必要がある．

7）消化器疾患

①細菌性胃腸炎

O157 に代表される腸管出血性大腸菌感染症は常に散発している状態で，著者のセンターに年に 3〜4 例は搬入される．その多くは夏期前後の牛肉・ホルモンなどの外食が感染経路であり，激しい腹痛と下血で発症初期は腸重積を疑われることも多い．逆にいうと腸重積が疑われてターゲットサインなどを認めない症例は本症を考慮すべきである．また，サルモネラ腸炎も頻度が高く，時に年長児でさえも重症下痢に基づく腎前性腎不全に陥ってしまう症例がみられ，急速大量輸液を必要とすることがある．また，サルモネラ腸炎は治療後も長期排菌の症例がみられ，時に菌血症や細菌性股関節炎などへ進展する乳幼児も経験する．このため，必ず除菌に成功したか否か，2〜3 日間隔での 2 回以上の便培養陰性を確認するようにしている．

②ウイルス性胃腸炎

ロタウイルスによる脱水症が臨床的に最も重要かつ頻度が多いが，無熱性けいれんを群発する症例も散見され，セルシン投与は無効で，フェノバールやアレビアチン，テグノトール等が有効である．入院率の高い危急疾患の 1 つといえる．ロタウイルスも迅速診断キットがあるが，合併症を起こしやすい疾患は迅速診断キットで確診して，その旨説明することは救急医療現場ではおとし穴回避には大いに有用である．

③急性虫垂炎

一般の多くの保護者がすべての年齢において，腹痛＝虫垂炎と思っているといっても過言ではない．好発年齢は10歳代であるが，各年齢層に散見され，最も医療事故に発展しやすいので慎重な対応が必要である．その注意点は，徴候が時間とともに変化することである．個人差があるがいわゆる蜂窩織炎〜壊疽性の手術時期（典型的虫垂炎）に重なっての受診例は少ないということを念頭に置いておくべきである．画像検査の発達でカタル性の手術回避や，手術時期の遅延で穿孔性虫垂炎に至る例は減少がみられるものの，やはりその診断は困難である．経時的にみることが最も重要である．肥満児，虫垂の走行異常（回盲部背面の後腹膜方向への位置）などが臨床的なリスク因子である．WBCは信頼性が高いが，実際には穿孔すると臨床症状（腹痛，発熱度）が軽減すること，超音波検査での診断率が著減すること，これに反してCRPが著増し，下痢が発現してくることは知っておくべきである．常に虫垂炎の可能性は説明し，痛みが軽減しないなど症状が続く場合には再診を厭わないことを患者・家族に勧めることが重要となる．

④腸重積症

腸重積は乳幼児（1歳前後）に多い．しかし4〜5歳でも初発の腸重積を認めるため，就学前の小児の腹痛の場合には常に念頭に入れておくことが重要である．問題は6ヵ月未満など幼弱乳児の場合には典型的症状が伴わず，時間経過が長いために整復が困難になりやすいことである．ただし，幼弱乳児ほど顔色が不良となるため，嘔吐をして顔色不良が戻りにくい症例では積極的に腹部超音波検査をすべきである．

腹部触診のコツは腫瘤を触れるのではなく，圧痛点がないかどうかを触るつもりで愛護的に触診することが重要で，時に左側上部〜中部まで先進部が到達してそこに圧痛点・腫瘤を触れることがあるため，腹部全体をていねいに触ることが重要となる．

⑤アレルギー性紫斑病（Schönlein-Henoch purpura）

皮下出血斑，紫斑，関節腫脹など皮膚・関節症状より先に腹部所見が先行した場合にはその診断が困難なことが多い．多くの症例で，超音波検査上，上部小腸粘膜の浮腫が顕著となっていることが多く，それのみでの診断が可能であるが，浮腫を認めない症例は皮膚関節所見が出現す

るまで診断が付きにくい．以上より，家族には率直にその旨説明して，時間経過を観察することが重要である．実際，腹痛に水溶性ステロイド剤の静注が著効すれば，確定診断に近いとも説明している．

8）その他の疾患
①生後3ヵ月未満の発熱乳児

実際に細菌感染の比率が高く，その多くが septic work を行い，入院して観察するほうが無難な疾患群である．呼吸器感染症が最も多いが，上部尿路感染症，無菌性髄膜炎，細菌性髄膜炎，蜂窩織炎，川崎病など多岐にわたる．入院適応を CRP 2.0 mg/dl で区切る報告もみられるが，実際に CRP の陽性化まで発熱から6時間のタイムラグがあること，無菌性（ウイルス性）髄膜炎がわれわれの施設の検討では15％前後みられるが，本症では CRP は陽転しないし，髄膜炎の症状も全くサイレントであるため，タップを行わない限り，早期診断は困難な疾患である．38℃前後で無症状の場合には採血検査で数時間観察し，哺乳力が良ければ翌日の受診を確約して外来診療可能と考える．しかし，38℃前後でも咳嗽や不機嫌，哺乳力低下など明らかな臨床症状がある場合，39℃以上は全例，精査入院が望ましい．その中間群では髄液検査，血液培養，尿検査，血液検査を行い，すべて正常である場合には外来フォロー可能と考えている．ただ，家族の心配が強い場合にはこれに限らず，入院管理が望ましいと考える．

②高熱疾患

麻疹など特異的ウイルス疾患に限らず，アデノウイルス，EBウイルス感染症などでも高熱を呈し，救急受診する症例はきわめて多く，わが国の特徴として fever-phobia（熱恐怖症のことで，発熱＜高熱＞にとても敏感で，発熱度イコール重症度と錯覚してしまいやすい考え方をする場合を指す）が多いことから，高熱による過度の心配での受診は予想以上に多いのが救急医療現場である．インフルエンザの場合もそうであるが，やはり不適切な環境によるものでない限り，40℃を超える症例は年長児においても診療のみならず，数時間単位での院内での観察が望ましいが，その際には採血を兼ねて輸液を施行して観察している．

また，この数年迅速診断キットの普及で多くの疾患が迅速診断できつつある．高熱が5日間ほど続き，CRP も強陽性化し，細菌感染症との鑑

終章　小児救急医療ガイドラインの中での陥りやすいおとし穴とその回避法

別が困難なアデノウイルス感染症も迅速診断キットでの確診にて診察医も家族も安心して解熱までの時間を待てるし，不要な抗菌薬の投与も回避でき，おとし穴回避にもきわめて有用であると考えられ，救急医療現場こそ，その導入が求められる．

最近，病巣不明の高熱および炎症反応強陽性疾患の入院精査にて急性巣状細菌性腎炎を数例経験した．画像診断の発達した現在の新しい疾患概念とも言われているが，いわゆる腎盂腎炎と腎膿瘍の中間と定義されている．年齢に問わず，病巣不明の炎症反応強陽性症例では腹部造影CT検査を行い，本症の見落としが起こらないようにしている．

2．外因性危急疾患

外因性危急疾患はいわゆる一般外来診療を除いた，時間外もしくは救急医療において，その頻度は10～12％を占める．その多くは軽症であり，小児科医の対応が求められる．つまり，通常から外科的危急疾患，境界危急疾患を診療しておかないと救急外来での軽症疾患さえも対応できないことになる．すなわち，事故外傷の治療のみならず，不慮の事故受傷の背景にある不適切な大人の関わりや生活姿勢の問題などに関しても指導啓発が求められるわけで，小児科医の大きな役割の1つである．

1）頭部外傷

頭部打撲は家族の心配が強く，不慮の事故での受診例の中で最も頻度が多く，入院症例も多い．受傷機転では転落・転倒・打撲であり，入院症例になると交通外傷・転落などが多い．びまん性軸索損傷・脳挫傷は回転性の外力を受けた場合に経験されることが多く，交通外傷・転落で

> **スキルアップ　びまん性軸索損傷**
>
> びまん性の軸索損傷とびまん性の小出血による脳浮腫が主病態であり，病変部が微細なためにCTの解析能力では診断が困難な場合が少なくないと考えられています．

の経験症例がほとんどである．中等症以下では頭部 CT での診断は困難であり，MRI が有用である．

　脳低温療法を中心とした脳圧降下療法を行っているが，予後不良のことが多い．特に頭部外傷では高血糖（著者の施設では血糖値 150 mg/dl としている）を呈している場合には神経学的所見以上に重症であることを念頭に慎重に対応している．

　著者の施設の検討では嘔吐や頭痛などの臨床症状の有無での骨折を含めた頭蓋内病変の有無のオッズ比は 1.03 倍，同様に意識障害の有無でのオッズ比は 2.3 倍，頭皮損傷など局所症状の有無によるオッズ比は 4.3 倍と最近の諸家の報告と同様の結果であり，頭部打撲による頭蓋内病変は局所所見が強いほど疑う必要があると考えられるので注意が必要である．実際の診療においては中等度以下では脳外科医のコンサルトを仰ぎながら，外科的治療法の適応を 1〜2 時間毎の神経学的所見，および 4〜6 時間毎の CT 像，血液検査などで判断している．密に評価することが最もおとし穴回避につながることは言うまでもない．

2）顔面外傷

　鼻骨骨折が最も多いが，時にボール打撲などによる眼窩吹き抜け骨折なども経験され，視覚異常，眼球運動異常などの臨床症状の把握が重要になるとともに，形成外科・耳鼻科などとの連携治療が必要になる．疑わしい症例は 3D-CT など画像検査を駆使することがおとし穴回避につながるので，自己判断せずに専門医に常にコンサルトすることである．

3）閉鎖性腹部外傷

　子どもの場合には鋭利なモノでの外傷は少なく，そのほとんどが鈍的外傷であり，閉鎖性腹部外傷と称される受傷形態であることが多い．受傷機転としては転落・転倒・交通外傷などがほとんどである．しかし，外因性の腹部疾患の場合でも保存的対応が可能な場合が多いことが一般的である．

　対応の基本として，身体所見では顔色，悪心嘔吐，体温，血圧，脈拍，筋性防御の 5 項目をチェックし，その度合いを 3 段階で評価する．加えて，検査所見では WBC，Hb，血尿，肝機能（ALT），アミラーゼ，LDH などを 3 段階評価しての総合的に評価する腹部外傷スコアが初期診断から経過における治療戦略方針の決定に有用である．実際には臓器別に

終章　小児救急医療ガイドラインの中での陥りやすいおとし穴とその回避法

対応が重要であるし，その特徴を知っておく必要がある．小児の特徴で腹腔内臓器の大きさが受傷頻度に相関していることから，肝臓＞腎臓＞脾臓＞膵臓＞十二指腸の順での経験される．実際の重症度は顔色不良，嘔吐，筋性防御，進行するデータ異常（多くは受傷直後が最も検査値異常が強く，時間とともに好転する）であり，5～6時間後の再検で好転している場合にはほとんど内科的治療で軽快する．おとし穴回避に重要なことは日本外傷学会臓器損傷分類に必ず照らし合わせて，臓器損傷度（重症度）の評価を怠らないことであり，その際には自己判断せず専門医にコンサルトを行っていくことが重要である．

4）熱傷

熱湯による熱傷が最も多く，風呂・ポット・カップ麺など種々である．その重症度は熱傷面積・深達度のみならず，顔面や関節部，気道など熱傷部位でも決まり，治療に難渋することを考えれば，やはり子どもの行動を予測した予防が最も重要といえる．

診断のおとし穴として，受傷直後はその重症度判定が難しいことである．安易にⅠ度，Ⅱ度浅達性などと診断しないことである．必ず，24時間経過しないと真の重症度は評価できないことを説明し，専門医受診を指導する．治療のおとし穴においては感染が起こっていない場合（すなわち受傷直後など）は水疱は破らないことが重要である．消毒をしてエキガーゼなどを貼布して応急処置とする．民間療法は原則として行わないように指導するとともに，受診までの時間は特に冷やし続けることを指導しておくことも重要である．

5）誤飲・誤嚥

事故はあとを絶たないが，気道異物の重症例に遭遇することが多く，診断治療に難渋する症例も少なくない．ピーナッツ誤飲が最も多く，臼歯が生える3～4歳以降まで与えないような事故予防の啓発が重要である．救急医療のおとし穴としては，気管支異物では吸気・呼気の胸部X線写真でのHoltzknecht現象（深吸気時に患側に縦隔が移動，本書26ページ）が観察されるが，写真撮影が難しいので診察医が透視下におけるテレビモニターで観察することである．実際に誤嚥のエピソードが不詳な症例が多く，突然の咳き込みは異物誤嚥を疑って診察することも重要である．気道異物，揮発性ガスの誤飲，劇物（強アルカリ，強酸）毒

物の誤飲の場合には救急入院が原則であり，これらの誤飲の疑い症例にまで徹底することもおとし穴回避には有用である．消化管誤飲では食道異物以外はその多くは問題とならないが複数個の磁石，停滞する電池，鋭利物などは問題化しやすいので，その経過観察の重要性を正確に伝えておく必要がある．

6）その他

小児外因性来院時心肺機能停止（CPAOA）の1位が溺水である．小児の溺水の特徴として，乳幼児の家庭内浴槽での発生例が多いとともに，実際に発見が遅れるためにきわめて予後不良例が多いといえる．

家庭内での心肺蘇生が行われていない症例も多く，その啓発教育を家族に日頃から行っておくことはきわめて重要な小児救急医療の役割と思われる．あまり経験はないが低温（冷水）溺水の場合には体温が34℃まで復温されるまでは死亡宣告してはならないことも忘れてはいけないことである．①救急室での心肺蘇生，②救急室での無呼吸/昏睡，③搬入時動脈血のpH＜7.0の3つが認められるとその予後不良予知率は93％との報告もあるが，心拍再開した症例はその後48時間は集中治療室での徹底的な脳蘇生療法を試みる必要があり，安易な蘇生停止は慎むべきであるとの認識が強いことも忘れてはならないことである．

最後に

小児救急医療におけるおとし穴を回避するためには色々な医療環境を整えることも大切である．しかし，最も重要であるのは医療者の意識改革と思われる．確かに見逃しや誤診を行うつもりの医療者はどこにもいないのが事実であるが，実際にはインシデント・アクシデントは事実予想以上に起こっている．そこで，実際，われわれ小児救急医療者が，

「小児救急医療の原点は健全育成の支援である．不用意な罹患や事故，これらの反復を防ぐこともきわめて重要な一面を占め，予防医学を含めた総合的な対応が小児救急医療に課せられていると考えられる．その観点からは救急受診する子どもたちすべてが受診必要例であり，オーバートリアージすることが求められている」

ということを再認識して対応することが，おとし穴回避の最も確実な方法であるし，回避の基本であると思う．

文 献

1) 市川光太郎編著：小児救急イニシャルマネージメント．初版，2003年4月，中外医学社
2) 田中哲郎編著：小児の救急マニュアル．初版，1997年9月，永井書店
3) 市川光太郎：内科的疾患か外科的疾患かの鑑別．小田 慈・氏家良人編集：小児救急ファーストエイド，初版，pp13-21，2003年12月，南江堂
4) 市川光太郎編集：小児救急医療の実際—重症化の予知とその対応．小児科診療 64 (11, 特大号)：2001
5) 市川光太郎：小児疾患の診断治療基準「ガス中毒」．小児内科 33（増刊号）：810-813, 2001
6) 市川光太郎：臨床研修医のための救急診療マニュアル「小児科」．救急医学 27 (10)：1537-1545, 2003
7) 市川光太郎：小児救急医療における感染症の現況．小児内科 34(10)：1458-1463, 2002, 東京医学社
8) 市川光太郎：けいれん性疾患．山中龍宏・原 朋邦編集；見逃してはならない子どもの病気20, 初版，pp208-216, 2000年4月，医学書院
9) 市川光太郎：誤嚥事故．武内可尚編集；子どもによく見られる病気—症状から診断へ，初版，pp68-75, 2000年10月，医薬ジャーナル社
10) 市川光太郎：小児の腹痛—虐待での腹痛．小児内科 34 (7)：1113-1117, 2002
11) 市川光太郎：外来での子どもへの薬の使い方—救急蘇生薬．JIM 11 (6)：538-543, 2001, 医学書院
12) 市川光太郎：解毒剤．吉田一郎編著；小児薬物療法ハンドブック，pp71-78, 初版 2001年12月，中外医学社
13) 市川光太郎：小児救急医療・CPAOAとSIDSへの対応法．五十嵐 隆・渡辺 博・田原卓浩編集；小児科研修医ノート—医のこころ，初版，pp133-136, pp540-544, 2003年4月，診断と治療社
14) 市川光太郎, 松石豊次郎：中毒・救急疾患・事故．阿部敏明・飯沼一宇・吉岡 博編集；小児科学・新生児学テキスト，改訂第4版，pp756-781, 2003年3月，診断と治療社
15) 市川光太郎：虐待の現況—救急現場から．日本小児科学会雑誌 106：1174-1179, 2002
16) 市川光太郎：総説「小児救急医療の現状に関する問題点とその解決に向けての提案」日本救急医学会雑誌 13：651-660, 2002
17) 市川光太郎：小児救急医療の現状と問題点．日本医師会雑誌 128 (5)：725-730, 2002
18) 市川光太郎：咬傷・CO中毒・重度脱水症．日本医師会雑誌（特別号）実践小児診療 129 (12)：374-380, 2003
19) 市川光太郎：溺水．小児科 44：348-359, 2003
20) 市川光太郎：救急現場で遭遇する事故の子ども達．小児保健研究 62：149-155, 2003
21) 市川光太郎：医原性発熱．小児内科 35：81-83, 2003
22) 市川光太郎：責任編集「救急医療」．大関武彦・古川 漸・横田俊一郎編集；今日の小児治療指針，第13版，pp1-36, 2003年3月，医学書院
23) 市川光太郎：熱中症．小児内科 35 (Suppl)：1384-1389, 2003
24) 市川光太郎：小児救急初期対応—主要徴候・発熱．救急・集中治療 15：1150-1151,

2003
25) 市川光太郎：小児救急初期対応—疾患/疾病・被虐待児症候群．救急・集中治療 15：1199-1200, 2003
26) 市川光太郎：溺水．小児看護 26：1255-1261, 2003
27) 市川光太郎：「救急を要する傷病，子どもの事故」・「乳幼児突然死症候群」，豊原清臣・出口雅経・中尾 弘・徳丸 実・梁井 昇・松本寿通・下村国寿編集；外来小児科学，第4版，pp777-789, pp793-795, 2002年4月，南山堂
28) 市川光太郎：細菌性食中毒．小児科診療 65（Suppl）：485-488, 2002
29) 市川光太郎：乳児の発熱と全身けいれん—髄膜炎の症例，小児の嘔吐—腸重積の症例，小児の呼吸困難—クループ症候群の症例．救急医学 26：484-491, 2002
30) 市川光太郎：小児救急医療の原点．小児科診療 64：1647-1651, 2001
31) 市川光太郎：子どもの事故予防とその応急処置．初版，2004年1月，日本小児科学会・小児救急医療プロジェクト委員会
32) 市川光太郎，山田至康，田中哲郎，菅野好史，戸叶正義：IT機器を用いた小児救急医療遠隔支援体制の検討．日本小児救急医学会雑誌 2：17-20, 2004
33) 市川光太郎編集：小児科外来診療のコツと落とし穴⑤—小児救急—．初版，2004年3月，中山書店
34) 市川光太郎編集：内科医・小児科研修医のための小児救急医療治療ガイドライン．初版，2004年4月，診断と治療社
35) 市川光太郎：小児救急医療の現状と課題．綜合臨牀 53（増刊号）：635-640, 2004
36) 市川光太郎：解毒薬（活性炭，トコンシロップ）の適応と使用法．小児内科 36：805-808, 2004
37) 市川光太郎：小児患者・親とうまく付き合い不安を抱かせないための4つの条件．ERマガジン 2：104-108, 2004
38) 市川光太郎：プライマリケアの実際「睡眠剤・催眠剤中毒」．臨床医 30（増刊号）：1171-1174, 2004
39) 市川光太郎：プライマリケアの実際「農薬中毒」．臨床医 30（増刊号）：1175-1177, 2004
40) 市川光太郎：プライマリケアの実際「CO中毒」．臨床医 30（増刊号）：1178-1180, 2004
41) 市川光太郎：プライマリケアの実際「咬傷（ヘビ，ハチ，海洋生物）」．臨床医 30（増刊号）：1181-1183, 2004
42) 市川光太郎：特集「小児外傷の正しい初期対応」—特集にあたって—．レジデントノート 6：(5) 577-580, 2004
43) 市川光太郎：特集「小児外傷の正しい初期対応」—虐待—．レジデントノート 6(5)：613-619, 2004
44) 市川光太郎：小児の救急医療．臨床検査 48：689-694, 2004
45) 市川光太郎：主要症候「発熱」，新臨床研修のための救急診療ガイドライン—小児から成人の救急トリアージと処置—（小児救急編）．初版，pp22-24, 2004年7月，総合医学社
46) 市川光太郎：小児救急編；疾患・疾病「被虐待児症候群」，新臨床研修のための救急診

文献

療ガイドライン―小児から成人の救急トリアージと処置―, 初版, pp71-73, 2004年7月, 総合医学社
47) 市川光太郎:医療現場での虐待への初期対応. 教育と医学 52:28-41, 2004
48) 市川光太郎:被虐待児症候群. NEW MOOK 整形外科 No15 小児整形外科(越智隆弘・菊地臣一編集), 初版, pp282-288, 2004年, 金原出版
49) 市川光太郎:児童虐待が疑われるとき―その実態と対応―. 小児外科 36:1232-1238, 2004
50) 市川光太郎:小児科医払底と厚労省・医師会・医科大学の責任. 綜合臨牀 53:2801-2807, 2004
51) 市川光太郎:救急現場における幼児虐待の対応. 救急救命 7 (No2;通巻13号):12-15, 2004
52) 市川光太郎:小児救急医療の現状と課題. 医療 58:688-690, 2004
53) 市川光太郎:人工呼吸器関連肺炎. 小児の肺炎(砂川慶介・尾内一信 編著), 初版, pp301-310, 2005年1月, 医薬ジャーナル社
54) 市川光太郎:熱傷所見. 子ども虐待の臨床―医学的診断と対応―. (坂井聖二・奥山真紀子・井上登生 編著), 初版, pp47-54, 2005年1月, 南山堂
55) 市川光太郎:救急医療現場での児童虐待. 小児科診療 68:242-250, 2005
56) 市川光太郎:被虐待児症候群, 救命救急エキスパートナーシング(大橋教良・渋谷正徳・坂本哲也 編集), 改訂第2版, pp282-289, 2005年3月, 南江堂
57) 市川光太郎:小児救急医療と臨床検査. 小児看護 28:390-396, 2005
58) 市川光太郎:患者ニーズから見た小児(初期)救急. 小児初期救急への挑戦(監修;中澤 誠, 編集;稲毛康司), 初版, pp13-21, 2005年4月, へるす出版
59) 市川光太郎:腹痛をきたす小児の重要疾患―その診断と治療「急性胃腸炎(感染性腸炎を含む)」. 臨牀消化器内科 20:679-686, 2005
60) 市川光太郎:特集「小児救急医療の新たな展望」―家族・保護者からみた理想の小児救急体制はいかに―. 日本小児救急医学会雑誌 3:170-171, 2004(発行2005年)
61) 市川光太郎:一次~三次一体化施設. Pharma Medica 23:29-32, 2005
62) 市川光太郎:スポーツにおける熱中症―予防と治療―. 小児科 46:1329-1336, 2005
63) 市川光太郎:小児の急病患者で小児科医を呼ぶのを朝まで待ってはならない患者. 救急・集中治療 17:685-690, 2005
64) 市川光太郎:児童虐待「養護教諭~知っておきたい保健と教育のキーワード~」, 追補, pp3041-3070, 平成17年7月10日, 第一法規
65) 市川光太郎:小児救急医療の現状と救急救命士の役割, 救急医療の基本と実際「小児・新生児・高齢者」(山本保博監修・岡林清司編集), 初版, pp1-10, 2005年, 荘道社
66) 市川光太郎:小児救急の勘どころ―エディトリアル―. 救急医学 29:1661, 2005
67) 市川光太郎:児童虐待イニシャルマネージメント―われわれはいかに関わるべきか―. 初版, 2006年1月, 南江堂
68) 市川光太郎:被虐待児症候群(子どもへの虐待). 今日の治療指針 2006年版, pp1016-1017, 2006年, 医学書院
69) 市川光太郎:小児の感染症と対策. 救急医学 30:225-229, 2006
70) 市川光太郎:巻頭カラーグラフ「致命的な重症事故. 頻度の多い軽症(~中等症)の

事故. 小児看護　29：266-276, 2006
71) 市川光太郎：熱中症. 小児看護　29：340-346, 2006
72) 市川光太郎：けいれん・意識障害―その時どうする「熱中症」. 小児内科　38：483-486, 2006
73) 市川光太郎：学校管理下における事故・応急対策・事後措置, 学校医・学校保健ハンドブック（衛藤　隆・中原俊隆編集）, 初版, pp508-515, 2006年3月, 文光堂
74) 市川光太郎：小児救急とインフォームド・コンセント. 小児科診療　69：635-640, 2006
75) 市川光太郎：救急蘇生薬；最新の薬物治療と副作用対策. 小児科　47：725－732, 2006
76) 市川光太郎：乳幼児突然死症候群の病因病態論「気道・呼吸器系」. 母子保健情報　53：53-57, 2006
77) 市川光太郎：救命；非挿管下人工呼吸. 小児内科　38：916-921, 2006
78) 市川光太郎：救命；気管挿管とバギング. 小児内科　38：922-927, 2006
79) 市川光太郎：救命；心臓マッサージ, 除細動. 小児内科　38：928-934, 2006
80) 市川光太郎：熱傷, 熱中症の輸液. 小児内科　38：1034-1038, 2006
81) 市川光太郎：救急医療「溺水」. 今日の小児治療指針　第14版, pp20-21, 2006年
82) 市川光太郎：救急医療「ネグレクトの救急対応」. 今日の小児治療指針, 第14版, pp41-43, 2006年, 医学書院
83) 市川光太郎：子ども虐待コラム1；Shaken baby syndrome（SBS）の予防. 保健の科学, 48：606, 2006
84) 市川光太郎：子ども虐待コラム2；骨折の予防. 保健の科学, 48：607, 2006
85) 市川光太郎：2章　乳幼児；高熱（39℃以上）, プレホスピタルMOOK2現場活動プロトコール part-2（石原　晋・益子邦洋監修）, 初版, pp85-95, 平成18年9月, 永井書店
86) 市川光太郎：小児救急医療の現状と課題―より良い小児救急医療提供はいかにあるべきか―. 日本病院会雑誌53（9）：1258-1277, 2006
87) 市川光太郎（編著）：小児診療基本手技マニュアル, 序文, 初版, 2006, 中外医学社
88) 市川光太郎：胸腔穿刺・胸腔持続吸引, 小児診療基本手技マニュアル（市川光太郎編）, 初版, pp71-76, 平成18年9月, 中外医学社
89) 市川光太郎：膀胱穿刺法, 小児診療基本手技マニュアル（市川光太郎編）, pp80-81, 平成18年9月初版, 中外医学社
90) 市川光太郎編著：小児救急看護マニュアル. 序文, 初版, 2006, 中外医学社
91) 市川光太郎：急性脳症・脳炎, 小児救急看護マニュアル（市川光太郎編）, 初版, pp204-211, 平成18年10月, 中外医学社
92) 市川光太郎：児童虐待, 小児救急看護マニュアル（市川光太郎編）, 初版, pp242-255, 平成18年10月, 中外医学社
93) 市川光太郎：乳幼児突然死症候群, 小児救急看護マニュアル（市川光太郎編）, 初版, pp256-262, 平成18年10月, 中外医学社
94) 市川光太郎：乳幼児突発性危急状態, 小児救急看護マニュアル（市川光太郎編）, 初版, pp263-267, 平成18年10月, 中外医学社
95) 市川光太郎：救急医と警察・法医との連携―全国乳児突然死対応実態調査から―. 日

文献

本SIDS学会雑誌　6（2）：70-75，2006
96) 市川光太郎：ガス中毒（一酸化炭素中毒を含む）．小児内科　38（Suppl）：842-844，2006
97) 市川光太郎：ハチ，クラゲによる刺傷．小児内科　38（Suppl）：860-861，2006
98) 市川光太郎：実りあるインタビューと対応・インタビューの基本，心と体の健診ガイド—乳児編—（日本小児科学会・日本小児保健協会・日本小児科医会編集）第2版，pp67-70，2006年12月，日本小児医事出版社
99) 市川光太郎：家庭医が注意すべき小児の救急，プライマリ・ケア救急—即座の判断が必要なとき—（日本家庭医療学会編集），初版，pp208-222，2007年3月，プリメド社
100) 市川光太郎：地域基幹病院における04-05期インフルエンザ脳症の発生実態及び治療効果に関するアンケート調査．日本小児救急医学会雑誌　5：（2）163-170，2006（2007年刊行）
101) 市川光太郎，若月　準，西村奈穂，有方芳江，神薗淳司：中枢性塩類喪失症候群（Cerebral salt wasting syndrome：CSWS）の2例．日本小児救急医学会雑誌　5：（2）180-184，2006（2007年刊行）
102) 市川光太郎：総説；わが国における児童虐待．小児口腔外科　16（2）：95-107，2007
103) 市川光太郎：エッセイ；小児救急医療はWonderingな世界!?．日本医事新報　No.4324：117-118，2007年3月10日
104) 市川光太郎：夜間救急における小児急性感染症診療における現状と課題，感染と抗菌薬　10：73-78，2007
105) 市川光太郎：救急外来と非常事態への対応，特集「どう関わるか—子ども虐待」，小児科臨床　60：663-671，2007
106) 市川光太郎：小児の救急疾患，改定第7版救急救命士標準テキスト（下巻）（編集；救急救命士標準テキスト編集委員会），pp734-751，2007年，へるす出版
107) 市川光太郎編著：「児童虐待へのアプローチ」序文．初版第1刷，2007年4月，中外医学社
108) 市川光太郎：総論—児童虐待と医療機関との関わり—．児童虐待へのアプローチ（市川光太郎編），初版第1刷，pp2-17，2007年4月，中外医学社
109) 市川光太郎：救急外来における対応①（死亡症例を含む），児童虐待へのアプローチ（市川光太郎編），初版第1刷，pp64-85，2007年4月，中外医学社
110) 市川光太郎：第21章「中毒，救急疾患，事故」．小児科学・新生児学テキスト（飯沼一宇・有阪　治・竹村　司・渡辺　博　編集）第5版，pp659-679，診断と治療社
111) 市川光太郎：症候からみた小児の診断学「薬物嗜癖」．小児科診療　70（Suppl）：643-646，2007
112) 市川光太郎：症候からみた小児の診断学「熱中症」，小児科診療　70（Suppl）：647-651，2007
113) 市川光太郎：救急を要する傷病・子どもの事故，開業医の外来小児科学（豊原清臣，中尾　弘，松本壽通，出口雅経，徳丸　実，下村国寿，深澤　満　編集）改訂5版，pp803-814，2007，南山堂
114) 市川光太郎：開業医における小児救急医療の実際．開業医の外来小児科学（豊原清臣，中尾　弘，松本壽通，出口雅経，徳丸　実，下村国寿，深澤　満　編集），改訂5版，pp821-830，2007，南山堂

115) 市川光太郎：乳幼児突然死症例（1歳未満，乳幼児突然死症候群［SIDS］を含む）の現場対応に対する全国調査．日本小児救急医学会雑誌　6：165-172，2007
116) 市川光太郎：学校伝染病（第二種を中心に），子育て支援における保健相談マニュアル（監修田中哲郎）初版，pp72-82，2007年6月，日本小児医事出版社
117) 市川光太郎：虐待の予防と支援，子育て支援における保健相談マニュアル（監修田中哲郎）初版，pp181-188，2007年6月，日本小児医事出版社
118) 市川光太郎：小児科から見た二次救急医療体制の提案（北九州方式を中心として），日本臨床救急医学会雑誌　10：(3) 336-341，2007
119) 市川光太郎：小児患者への対応，外傷の初期治療の要点と盲点（監修岩本幸英）初版，pp156-160，2007年7月，文光堂
120) 市川光太郎：日射病・熱射病，保護者に伝えたい子どもの病気・検査のポイント（編集河野陽一）初版，pp52-54，2007年9月，中外医学社
121) 市川光太郎：小児における急性髄膜炎．救急医学　31：1206-1213，2007
122) 市川光太郎：小児救急医療の現状．日本医師会雑誌　136：1306-1307，2007
123) 市川光太郎編集：序文，内科・小児科研修医のための小児救急治療ガイドライン（編集市川光太郎）初版，2007年10月，診断と治療社
124) 市川光太郎：小児救急医療，内科・小児科研修医のための小児救急治療ガイドライン（編集市川光太郎），pp2-6，2007年10月，診断と治療社
125) 市川光太郎：頸部感染症，内科・小児科研修医のための小児救急治療ガイドライン（編集市川光太郎），pp204-210，2007年10月，診断と治療社
126) 市川光太郎：児童虐待，内科・小児科研修医のための小児救急治療ガイドライン（編集市川光太郎），pp420-431，2007年10月，診断と治療社
127) 市川光太郎：コラム　23編，内科・小児科研修医のための小児救急治療ガイドライン（編集市川光太郎），2007年10月，診断と治療社
　1) 細菌性髄膜炎から12年目にけいれん発作出現　p89
　2) 肺ヘモジデローシスの発作予防管理薬が欲しい！　p102
　3) 溶連菌性膿痂疹はカポジ水痘様発疹と酷似！　p145
　4) 炎症反応軽微な細菌性髄膜炎は皮膚洞を探せ！　p163
　5) 嘔吐を伴う無熱性けいれんは銀杏摂取の有無を問診すべき！　p175
　6) 膿胸と間違えた先天性右肺欠損症！　p180
　7) 「喉が切れた」と片付けられた肺ヘモジデローシスの血痰！　p181
　8) いつもの喘息発作のはず！との思い込みが診断の遅れに！　p189
　9) 治りが悪いクループ症候群は上・中気道の画像検査が必須！　p203
　10) 発赤腫脹しているし，頸部化膿性リンパ節炎のはずが…！　p210
　11) 腹痛嘔吐時にはすぐに末梢循環状態，脈拍，血圧，SpO_2のチェックを！　p231
　12) 流涎は喉頭病変の早期かつ正確な鑑別診断が不可欠！　p245
　13) 高度肥満の子どもの場合は触診所見は軽くなる！？　p255
　14) 年長児の腸重積症は必ず器質的疾患があるものと考えるべし！　p268
　15) 腸重積ではイチゴジャム，Meckel憩室ではブルーベリージャムの血便が！　p269
　16) 貧血検査は，一次的原因と，二次原因に分けて精査が必要！　p312
　17) 胸写の読影は慎重かつCTRも常に評価するくせをつけるべき！　p345

文　献

18）病巣不明熱の精査では腹部造影検査も不可欠かも！　p358
19）母親指導はもしものことも一言加えていたほうがよい！　p365
20）母親は育児で孤軍奮闘している！　育児ストレスへの配慮が不可欠！　p383
21）誰も知らない，子どもの骨折！　誰かがしたはずなのに！　p431
22）ガス壊疽感染症⁉　母親を心配させるための自傷行為であった！　p455
23）CPAOAでのSBSは死後検査をしないと見逃される！　p462

128）市川光太郎：Editorial　時間外の小児救急どう乗り切りますか？　ER magazine　4（4）：474, 2007
129）市川光太郎：のどに白苔がついていないのに溶連菌感染症ってことあるの？　ER magazine　4（4）：505-508, 2007
130）市川光太郎：扁桃に白苔がついているんだけど溶連菌なの？　ER magazine　4（4）：509-512, 2007
131）市川光太郎：虐待はどう見つけたらいいの？　ER magazine　4（4）：591-597, 2007
132）市川光太郎：虐待を見つけた時の通報の仕方はどうしたらいいの？　ER magazine　4（4）：598-602, 2007
133）市川光太郎：学校伝染病の対応を教えてぇ．ER magazine　4（4）：617-619, 2007
134）市川光太郎：救急領域におけるフィジカルアセスメント．小児看護　30：1474-1478, 2007
135）市川光太郎：皮膚で見つける児童虐待．WHAT'S NEW IN 皮膚科学　2008-2009（宮地良樹編），pp146-148, 2008年，メディカルレビュー社
136）市川光太郎：睡眠と乳幼児突然死症候群―仰向け寝とうつ伏せ寝―，小児内科　40：120-123, 2008
137）市川光太郎：序文．プライマリ・ケア救急―小児編（市川光太郎編）．初版，pp2-3, 2008年，プリメド社
138）市川光太郎：小児救急医療現場にみる小児救急疾患と保護者の現状．プライマリ・ケア救急―小児編（市川光太郎編），初版，pp10-15, 2008年，プリメド社
139）市川光太郎：意識障害．プライマリ・ケア救急―小児編（市川光太郎編），初版，pp27-34, 2008年，プリメド社
140）市川光太郎：救急における子どもの診療の基本．プライマリ・ケア救急―小児編，（市川光太郎編）初版，pp223-227, 2008年，プリメド社
141）市川光太郎：外傷（小児虐待の場合も含めて）．救急医療ジャーナル　16：28-33, 2008
142）市川光太郎：特殊診療科領域での救急診療のポイントとその対応―小児科領域―．救急診療指針改定第3版（監修：日本救急医学会　編集；日本救急医学会専門医認定委員会），pp359-370, 2008年4月，へるす出版
143）市川光太郎：特集「研修医のための家族への対応マニュアル」救急受診の場合の問題点と対応．小児科診療　71：763-768, 2008
144）市川光太郎：小児救急医療の実践を通しての研修医教育．外来小児科　11：80-82, 2008
145）市川光太郎：救急医療「救急医療総論・救急処置」，小児科学（総編集大関武彦・近藤直実），第3版　pp225-259, 2008年4月，医学書院
146）市川光太郎：誤嚥事故．武内可尚編著；改訂子供によく見られる病気～症状から診断

へ～，pp80-88，2008年6月，医薬ジャーナル社
147) 市川光太郎：熱中症の分類と治療，小児科 49：955-962，2008
148) 市川光太郎：わが国の小児救急医療システムの現状と問題点，チャイルドヘルス 11：468-471，2008
149) 市川光太郎：小児救急医療とその理想的な提供とは，レジデント 1(5)；14-20，2008
150) 市川光太郎：中枢神経のフィジカルアセスメント，小児看護 31：1439-1443，2008
151) 市川光太郎：小児科における救急医療の現状と課題～理想的な救急医療体制はだれがつくるべきか～．医学のあゆみ 226(9)：730-736，2008
152) 市川光太郎：特集；救急診療ガイドライン「小児気管支喘息治療・管理ガイドライン2005」．救急医学 32：1150-1158，2008
153) 市川光太郎：小児科ER～確実なトリアージを行うためのポイント．臨床研修プラクティス 5(11)：14-20，2008
154) 市川光太郎：小児救急―患者からみた小児救急医療．小児科診療 71：1849-1852，2008
155) 市川光太郎：頭部外傷のフィジカルアセスメント．小児看護 31：1699-1703，2008
156) 市川光太郎：SIDSとALTE，小児科臨床ピクシス―小児救急医療―（専門編集；羽鳥文麿），初版，pp36-39，2008年10月，中山書店
157) 市川光太郎：BOOK REVIEW「実践 小児外傷初療学」日本医事新報 No.4413，p34，2008年11月22日
158) 市川光太郎：児童虐待，特集編集「小児救急Q&A」（山田至康編），救急・集中治療 20：1643-1654，2008
159) 市川光太郎：日本における乳児死亡状況調査等について．日本SIDS学会雑誌 8：17-23，2008
160) 市川光太郎：小児救急医療の実状．特集「保存版 救急医療」，Emergency care 2009年新春増刊，pp50-54，2009年，メディカ出版
161) 市川光太郎：中枢神経感染症のフィジカルアセスメント．小児看護 32：114-118，2009
162) 市川光太郎：消化管異物．今日の治療指針 2009版(Volume 51)，p1014，2009年1月 医学書院
163) 市川光太郎：呼吸器感染症のフィジカルアセスメント．小児看護 32：368-373，2009
164) 市川光太郎：小児救急医療，小児科研修ノート（永井良三総監修；五十嵐隆責任編集），初版，pp83-88，2009年3月，診断と治療社
165) 市川光太郎：救急外来での全身評価方法，小児内科 41：548-553，2009
166) 市川光太郎：溺水，現場で役立つ小児救急アトラス（内山 聖・安次嶺 馨編集），初版，pp354-356，2009年4月，西村書店
167) 市川光太郎：溺水，フローチャート小児救急～緊急度に応じた診療の手順～（山田至康編著），初版，pp114-119，2009年4月，総合医学社
168) 市川光太郎：被虐待児症候群．フローチャート小児救急～緊急度に応じた診療の手順～（山田至康編），初版，pp154-159，2009年4月，総合医学社
169) 市川光太郎：小児救急疾患の特徴．小児救急イニシャルマネージメント（市川光太郎編著），第2版，pp1-5，2009年4月，中外医学社

文 献

170) 市川光太郎：危急疾患の見分け方, 小児救急イニシャルマネージメント（市川光太郎編）第 2 版, pp6-16, 2009 年 4 月, 中外医学社
171) 市川光太郎：発疹・蕁麻疹, 小児救急イニシャルマネージメント（市川光太郎編）第 2 版, pp70-73, 2009 年 4 月, 中外医学社
172) 市川光太郎：急性ウイルス性熱性疾患, 小児救急イニシャルマネージメント（市川光太郎編）第 2 版, pp124-162, 2009 年 4 月, 中外医学社
173) 市川光太郎：溶連菌感染症, 小児救急イニシャルマネージメント（市川光太郎編）第 2 版, pp163-164, 2009 年 4 月, 中外医学社
174) 市川光太郎：急性細気管支炎, 小児救急イニシャルマネージメント（市川光太郎編）第 2 版, pp172-176, 2009 年 4 月, 中外医学社
175) 市川光太郎：急性気管支肺炎, 小児救急イニシャルマネージメント（市川光太郎編）第 2 版, pp177-181, 2009 年 4 月, 中外医学社
176) 市川光太郎：百日咳, 小児救急イニシャルマネージメント（市川光太郎編）第 2 版, pp196-200, 2009 年 4 月, 中外医学社
177) 市川光太郎：間質性肺炎, 小児救急イニシャルマネージメント（市川光太郎編）第 2 版, pp205-208, 2009 年 4 月, 中外医学社
178) 市川光太郎：気胸, 小児救急イニシャルマネージメント（市川光太郎編）第 2 版, pp209-211, 2009 年 4 月, 中外医学社
179) 市川光太郎：3 ヶ月未満児の発熱, 小児救急イニシャルマネージメント（市川光太郎編）第 2 版, pp212-214, 2009 年 4 月, 中外医学社
180) 市川光太郎：急性胃腸炎・食中毒, 小児救急イニシャルマネージメント（市川光太郎編）第 2 版, pp215-222, 2009 年 4 月, 中外医学社
181) 市川光太郎：EHEC への対応, 小児救急イニシャルマネージメント（市川光太郎編）, 第 2 版, pp223-226, 2009 年 4 月, 中外医学社
182) 市川光太郎：腸重積症, 小児救急イニシャルマネージメント（市川光太郎編）第 2 版, pp227-230, 2009 年 4 月, 中外医学社
183) 市川光太郎：急性虫垂炎, 小児救急イニシャルマネージメント（市川光太郎編）, 第 2 版, pp231-235, 2009 年 4 月, 中外医学社
184) 市川光太郎：イレウス, 小児救急イニシャルマネージメント（市川光太郎編）, 第 2 版, pp236-239, 2009 年 4 月, 中外医学社
185) 市川光太郎：総胆管拡張症, 小児救急イニシャルマネージメント（市川光太郎編）, 第 2 版, pp253-255, 2009 年 4 月, 中外医学社
186) 市川光太郎：腸回転異常症, 小児救急イニシャルマネージメント（市川光太郎編）, 第 2 版, pp256-259, 2009 年 4 月, 中外医学社
187) 市川光太郎：反復性腹痛症, 小児救急イニシャルマネージメント（市川光太郎編）, 第 2 版, pp260-264, 2009 年 4 月, 中外医学社
188) 市川光太郎：間欠性水腎症, 小児救急イニシャルマネージメント（市川光太郎編）, 第 2 版, pp289-291, 2009 年 4 月, 中外医学社
189) 市川光太郎：急性蕁麻疹, 小児救急イニシャルマネージメント（市川光太郎編）, 第 2 版, pp330-332, 2009 年 4 月, 中外医学社
190) 市川光太郎：ブドウ球菌性熱傷様皮膚症候群, 小児救急イニシャルマネージメント（市

191) 市川光太郎：伝染性膿痂疹，小児救急イニシャルマネージメント（市川光太郎編），第2版，pp344-346，2009年4月，中外医学社
192) 市川光太郎：閉鎖性腹部外傷，小児救急イニシャルマネージメント（市川光太郎編），第2版，pp352-362，2009年4月，中外医学社
193) 市川光太郎：溺水，小児救急イニシャルマネージメント（市川光太郎編），第2版，pp363-370，2009年4月，中外医学社
194) 市川光太郎：薬物中毒，小児救急イニシャルマネージメント（市川光太郎編），第2版，pp382-390，2009年4月，中外医学社
195) 市川光太郎：誤嚥・誤飲，小児救急イニシャルマネージメント（市川光太郎編），第2版，pp391-400，2009年4月，中外医学社
196) 市川光太郎：中耳炎・副鼻腔炎，小児救急イニシャルマネージメント（市川光太郎編），第2版，pp401-404，2009年4月，中外医学社
197) 市川光太郎：咽後膿瘍・頸部感染症，小児救急イニシャルマネージメント（市川光太郎編），第2版，pp405-408，2009年4月，中外医学社
198) 市川光太郎：ソケイヘルニア・陰嚢水腫，小児救急イニシャルマネージメント（市川光太郎編），第2版，pp409-413，2009年4月，中外医学社
199) 市川光太郎：女子生殖器，小児救急イニシャルマネージメント（市川光太郎編），第2版，pp414-416，2009年4月，中外医学社
200) 市川光太郎：児童虐待，小児救急イニシャルマネージメント（市川光太郎編），第2版，pp417-426，2009年4月，中外医学社
201) 市川光太郎：心因反応，小児救急イニシャルマネージメント（市川光太郎編），第2版，pp427-429，2009年4月，中外医学社
202) 市川光太郎：心身症，小児救急イニシャルマネージメント（市川光太郎編），第2版，pp430-432，2009年4月，中外医学社
203) 市川光太郎：CPAOA/SIDSへの対応法，小児救急イニシャルマネージメント（市川光太郎編），第2版，pp433-436，2009年4月，中外医学社
204) 市川光太郎：附表「①心肺蘇生時の手順と薬剤，②心肺蘇生薬とその投与量と使用時の注意点，③心拍再開後の血圧維持剤と投与方法，④重度脳障害時の治療戦略」，小児救急イニシャルマネージメント（市川光太郎編）第2版，pp437-447，2009年4月，中外医学社
205) 市川光太郎：附図「2005年AHAガイドラインのAdvanced Life Support（ALS）」のアルゴリズム，小児救急イニシャルマネージメント（市川光太郎編），第2版，p439，2009年4月，中外医学社
206) 市川光太郎：自動車乗車中の乳幼児の事故の実態．チャイルドヘルス　12：320-326，2009
207) 市川光太郎：気になる症状への一般外来での対応—頭部外傷—．小児科臨床ピクシス—小児プライマリケア—（専門編集；横田俊一郎），初版，pp91-93，2009年5月，中山書店
208) 市川光太郎：虐待に対して何ができるか，救急外来における子どもの看護と家族ケア（白石裕子編），初版，pp173-195，2009年6月，中山書店（東京）

文　献

209) 市川光太郎：コラム「子どもの輸血拒否はありうるか?」救急外来における子どもの看護と家族ケア（白石裕子編），初版，pp43-45, 2009年6月，中山書店

210) 市川光太郎：コラム「無気肺?　重症肺炎?　膿胸?」救急外来における子どもの看護と家族ケア（白石裕子編），初版，pp108-109, 2009年6月，中山書店

211) 市川光太郎：コラム「揺さぶられ症候群の本体とは?」救急外来における子どもの看護と家族ケア（白石裕子編），初版，p196, 2009年6月，中山書店

212) 市川光太郎：後天性障害に対する急性期医療の現況とリハビリテーションの重要性—小児救急医療—．小児科診療　72：1460-1466, 2009

213) 市川光太郎：乳児期ショックの病態の特徴，診断，治療は?　救急・集中治療　21：1042-1049, 2009

214) 市川光太郎：アレルギー性気道疾患のフィジカルアセスメント．小児看護　32：1256-1261, 2009

215) 市川光太郎：小児救急医療現場で遭遇する児童虐待〜小児保健医療関係者の連携のあり方〜，小児保健ネットワーク　小児保健シリーズ　No. 63　p24-p34, 2009

216) 市川光太郎：序文，小児科疾患アルゴリズム（市川光太郎編）初版，pⅢ, 2009年7月，中山書店

217) 市川光太郎：腸重積症，小児科疾患アルゴリズム（市川光太郎編），初版，pp58-59, 2009年7月，中山書店

218) 市川光太郎：虐待，小児科疾患アルゴリズム（市川光太郎編），初版，pp148-149, 2009年7月，中山書店

219) 市川光太郎：SIDS, 小児科疾患アルゴリズム（市川光太郎編），初版，pp150-151, 2009年7月，中山書店（東京）

220) 市川光太郎：ALTE, 小児科疾患アルゴリズム（市川光太郎編），初版，pp152-153, 2009年7月，中山書店

221) 市川光太郎：特集にあたって，特集「子どもの救急〜pitfallを招く，気になる症状を見逃さない〜．レジデント　2 (10)；11, 2009

222) 市川光太郎：人為的外傷・児童虐待．特集「子どもの救急〜pitfallを招く，気になる症状を見逃さない〜．レジデント　2 (10)；102-108, 2009

223) 市川光太郎：救急外来のリスクマネージメント．特集；医療事故とリスクマネージメント，小児科診療　72：1851-1856, 2009

224) 市川光太郎：胸部X線写真の読影アセスメント-Ⅰ〜まずは撮影条件の確認から〜, 小児看護, 32：1536-1540, 2009

225) 市川光太郎：気管支喘息発作，ケースシナリオに学ぶ小児救急のストラテジー（日本小児救急医学会・日本小児外科学会監修，日本小児救急医学会教育・研修委員会編集）初版，pp90-96, 2009年11月，へるす出版

226) 市川光太郎：アナフィラキシー発作，ケースシナリオに学ぶ小児救急のストラテジー（日本小児救急医学会・日本小児外科学会監修，日本小児救急医学会教育・研修委員会編集），初版，pp97-102, 2009年11月，へるす出版

227) 市川光太郎：身体的虐待，ケースシナリオに学ぶ小児救急のストラテジー（日本小児救急医学会・日本小児外科学会監修，日本小児救急医学会教育・研修委員会編集），初版，pp293-297, 2009年11月，へるす出版

228) 市川光太郎：ネグレクト，ケースシナリオに学ぶ小児救急のストラテジー（日本小児救急医学会・日本小児外科学会監修，日本小児救急医学会教育・研修委員会編集），初版，pp298-302，2009年11月，へるす出版
229) 市川光太郎：揺さぶられ症候群，ケースシナリオに学ぶ小児救急のストラテジー（日本小児救急医学会・日本小児外科学会監修，日本小児救急医学会教育・研修委員会編集），初版，pp303-305，2009年11月，へるす出版
230) 市川光太郎：Appendix 2 救急機器と備品，ケースシナリオに学ぶ小児救急のストラテジー（日本小児救急医学会・日本小児外科学会監修，日本小児救急医学会教育・研修委員会編集），初版，pp313-314，2009年11月，へるす出版
231) 市川光太郎：Appendix 3 蘇生・循環作動薬，日本小児救急医学会・日本小児外科学会監修，日本小児救急医学会教育・研修委員会編集；ケースシナリオに学ぶ小児救急のストラテジー 初版，pp315-317，2009年11月，へるす出版
232) 市川光太郎：Appendix 4 鎮静・鎮痛薬の使用量と特徴，ケースシナリオに学ぶ小児救急のストラテジー（日本小児救急医学会・日本小児外科学会監修，日本小児救急医学会教育・研修委員会編集），p318，初版，2009年11月，へるす出版
233) 市川光太郎：胸部X線写真の読影アセスメント-Ⅱ～正常胸写に親しもう！～．小児看護，32：1812-1815，2009
234) 市川光太郎：胸部X線の読影アセスメント-Ⅲ～こんな胸写像を経験しよう！～．小児看護 33：238-245，2010
235) 市川光太郎：児童虐待の診断，小児科 51：135-147，2010
236) 市川光太郎：腹部疾患のフィジカルアセスメント；腹痛児の評価，小児看護 33：545-549，2010
237) 市川光太郎：序文，編集市川光太郎；これから出会う物語～小児科症例集40話～，初版，i-ii，2010年4月，中山書店
238) 市川光太郎：腸重積は幼児以降でも起こりうるが，プラスアルファが多いことを忘れない，編集市川光太郎；これから出会う物語～小児科症例集40話～，初版，pp26-30，2010年4月，中山書店
239) 市川光太郎：クループ症候群のはずが!? 編集市川光太郎；これから出会う物語～小児科症例集40話～，初版，pp51-55，2010年4月，中山書店
240) 市川光太郎：無熱性痙攣の反復，てんかん発作と思いきや，銀杏中毒，編集市川光太郎；これから出会う物語～小児科症例集40話～，初版，pp151-154，2010年4月，中山書店
241) 市川光太郎：救急医療現場におけるインフォームドコンセント，小児医療とインフォームドコンセント～寄り添い一緒に考える～（白幡 聡・藤野昭広編），初版，pp284-295，2010年4月，医薬ジャーナル社
242) 市川光太郎：特集；外科当直医必携，Ⅲ．当直における患者・家族との接し方，7.児童虐待が疑われる患者・家族への接し方と対応．消化器外科 33（Suppl）：979-982，2010
243) 市川光太郎：特集；小児の治療指針，2.救急場面における初期対応，虐待が疑われるとき．小児科診療 73（Suppl）：79-83，2010
244) 市川光太郎：被虐待児症候群，小児科診療 73：1029-1035，2010
245) 市川光太郎：腹部疾患のフィジカルアセスメント-Ⅱ～嘔吐の評価～，小児看護 33：

文 献

964-969, 2010
246) 市川光太郎；小児救急医が診る思春期の子どもたち～ゲートキーパーのその先へ～, 初版, 2010 年 8 月, 中山書店
247) 市川光太郎：序文, ER の小児～時間外の小児救急どう乗り切りますか？ （編集；市川光太郎・林　寛之), 初版, 2010 年 10 月, CBR
248) 市川光太郎：小児救急外来トリアージで医者も安心, 患児・保護者も満足！ ER の小児～時間外の小児救急どう乗り切りますか？ （編集；市川光太郎・林　寛之), 初版, pp1-11, 2010 年 10 月, CBR
249) 市川光太郎：咽頭白苔がないのに溶連菌感染症ってことはあるの？ ER の小児～時間外の小児救急どう乗り切りますか？ （編集；市川光太郎・林　寛之), 初版, pp54-58, 2010 年 10 月, CBR
250) 市川光太郎：扁桃に白苔が付いているけど溶連菌なの？ ER の小児～時間外の小児救急どう乗り切りますか？ （編集；市川光太郎・林　寛之), 初版, pp59-64, 2010 年 10 月, CBR
251) 市川光太郎：虐待はどう見つけたらいいの？ ER の小児～時間外の小児救急どう乗り切りますか？ （編集；市川光太郎・林　寛之), 初版, pp177-189, 2010 年 10 月, CBR
252) 市川光太郎：虐待を見つけたときの通報の仕方はどうしたらいいの？ ER の小児?時間外の小児救急どう乗り切りますか？ （編集；市川光太郎・林　寛之), 初版, pp190-197, 2010 年 10 月, CBR
253) 市川光太郎：学校感染症の対応を教えて！ ER の小児～時間外の小児救急どう乗り切りますか？ （編集；市川光太郎・林　寛之), 初版, pp218-224, 2010 年 10 月, CBR
254) 市川光太郎：揺さぶられ症候群って, どんな疾患ですか？ ER の小児―時間外の小児救急どう乗り切りますか？ （編集；市川光太郎・林　寛之), 初版, pp225-230, 2010 年 10 月, CBR

Index

英文
- 3ヵ月未満児の発熱　18
- ――の発熱乳児の管理　199
- 4-O-メチルピリドキシン　196
- BLNAR　226
- BLNAR-Hi　139
- BLPACR　226
- C-PTAS　2, 8
- Devic disease　115
- FLAIR 像　145
- GABA　196
- Holtzknecht 現象　234
- ――徴候　26
- initial assessment　2
- Mentor（よき指導医）　222
- PAT　2
- PRSP（ペニシリン耐性肺炎球菌）　226, 227
- secondary assessment　7
- Waterhouse-Friderichsen syndrome　135, 136
- WBC 分類　184
- Wilms 腫瘍　112

あ
- アナフィラキシーショック　186
- アレルギー性紫斑病　126, 127, 154, 156, 230
- ――の症状　128
- アレルギー・薬物による危急症　185, 214
- 意識障害　131
- 咽頭炎・上気道炎・扁桃炎の鑑別　29
- インフォームド・コンセント　161
- ――の不備　154, 211
- インフルエンザ桿菌による重症感染症　193
- インフルエンザ脳症　130
- ウイルス性胃腸炎　229
- エラートレラント　217
- ――レジスタント　217
- 嘔吐の鑑別　51
- 思い込み・受け売り　105, 207

か
- 解釈モデル　212
- 仮性包茎　158
- 家族・保護者のパターン　85
- カテコラミンサージ　163, 164
- 川崎病を見逃さない　38
- 眼窩吹き抜け骨折　233
- 間歇性水腎症　203
- 患者説明の方法　90
- 環状切開縫合手術　157
- 感染性胃腸炎　140
- 嵌頓包茎　157, 158
- 気道異物　179
- 急性硬膜下血腫　167
- 急性細気管支炎　225
- 急性巣状細菌性腎炎　232
- 急性虫垂炎　69, 230
- 急性脳症・脳炎　227
- 吸入薬アレルギー　187
- 緊急予防接種　149
- 銀杏中毒　194, 195, 196
- クループ症状の鑑別　33
- けいれんの対応　64
- 劇症型髄膜炎　201
- 劇症髄膜炎菌性髄膜炎　134
- 劇症麻疹　150
- 血便　54

Index

か 下痢の対応 49
　　限局性腹膜炎 141
　　検査への過信 137, 209
　　誤飲・誤嚥 234
　　抗アレルギー薬 185
　　高血糖 164
　　項部硬直 173
　　興奮している親 83
　　誤嚥 179
　　呼吸困難時の対応 22
　　骨盤腔内膿瘍形成 141
　　誤薬 100

さ 細菌性髄膜炎 162, 226
　　──腸炎 169
　　サルモネラ腸炎 229
　　酸素吸入 153
　　出血性膀胱炎 111
　　症状が反復する 202
　　小腸 156
　　小児医療は救急医療である 87
　　小児救急医療における注意点
　　　　　　　　　裏表紙見返し
　　小児救急医療の基本16か条
　　　　　　　　　表紙見返し
　　小児救急センターの特徴 75
　　小児救急に対するフィロソフィー
　　　　　　　　　113
　　小児救急は難しい 78
　　小児のプライマリ・ケア 88
　　上腕骨顆上骨折 108
　　処方量 102
　　初歩的なミス 97, 206
　　──の防止 104, 206
　　神経性食思不振症 114
　　診察の基本の不徹底 117
　　心身をベストコンディションに保
　　　つために 119
　　じんま疹・発疹 67

さ 診療の基本（問診・視診など）の
　　　不徹底 208
　　診療録 220
　　髄膜炎菌性髄膜炎 135
　　髄膜炎の診断 57
　　髄膜刺激症状 129, 173
　　頭痛発作 44
　　生後3ヵ月未満の発熱乳児 231
　　精索捻転症 123, 125
　　精神症状 131
　　声門下嵌頓 180
　　咳込み 24
　　前医診断への偏重 162, 212
　　前駆症状の見落とし 129, 208
　　穿孔性虫垂炎 142, 169, 171
　　全身の観察 126
　　喘息・喘息性気管支炎 31
　　挿管時期 151
　　そけいヘルニア嵌頓 12, 105,
　　　117, 118
　　蘇生チーム 122

た ターゲットサイン 177
　　脱肛 160
　　多発性硬化症 115, 116
　　肘内障 10, 108, 110
　　腸管出血性大腸菌感染症 229
　　腸重積 14, 177, 178, 230
　　直腸脱 159, 160
　　手足口病 228
　　停留精巣捻転症 106
　　電話相談・電話指導 189, 191,
　　　215
　　同姓同名 97
　　糖尿病性ケトアシドーシス 189
　　頭部外傷 232
　　頭部打撲 40
　　トッドの麻痺 132

Index

な 泣き続ける乳幼児の診療　20
　　肉眼的血尿　111
　　乳幼児突然死症候群（SIDS）　224
　　乳幼児突発性危急事態（ALTE）
　　　　　　　　　　　　225
　　尿路感染症　36
　　熱恐怖症　81, 231
　　熱傷　234
　　熱性けいれん　129, 228
　　──単純型　132
　　粘膜浮腫　156
　　脳灌流圧の低下　164
　　脳実質内出血　143
　　脳低温療法　144, 233

は 発熱患者・家族への対応　83
　　発熱早期の検査　137
　　被虐待児症候群　167
　　非典型例の見落とし　213
　　びまん性軸索損傷　143, 144, 145,
　　　232
　　びまん性脳損傷　146
　　頻尿　62
　　複合型熱性けいれん　132
　　複合要因　179, 213
　　フグ中毒　120
　　腹痛の対応　47
　　賦形剤の成分　214
　　腹腔内膿瘍　170
　　閉鎖性腹部外傷　233
　　ヘルペス脳炎　197, 198
　　歩行困難・跛行　59
　　保護者　79
　　ポリープ　160

ま 麻疹肺炎　147
　　待合室　200
　　慢性硬膜下血腫　165, 167
　　診させてもらう　87, 216

ま 無呼吸　27
　　無熱性けいれん　195, 228
　　問診の重要性　99
　　問題点の先送り・判断の遅れ
　　　　　　　　　　　　147, 210

や 薬剤アレルギー　188
　　有熱性けいれん　133, 176
　　幼若乳児　197
　　溶連菌感染症　72

ら 来院時心肺機能停止（CPAOA）
　　　　　　　　　　　　224
　　リスク症例とそのマネジメント
　　　　　　　　　　　　92

251

改訂小児救急のおとし穴―CBR レジデント・スキルアップ シリーズ ❶―

2004 年 4 月 30 日	第 1 版第 1 刷
2009 年 9 月 25 日	第 1 版第 6 刷
2011 年 1 月 20 日	第 2 版第 1 刷Ⓒ

著　　者　市川光太郎
発 行 人　三輪　敏
発 行 所　株式会社シービーアール
　　　　　東京都文京区本郷 2-3-15　〒113-0033
　　　　　☎(03)5840-7561 (代) Fax(03)3816-5630
　　　　　E-mail／cbr@lime.ocn.ne.jp
　　　　　ISBN 978-4-902470-68-0　C3047　定価は裏表紙に表示
装　　幀　上村浩二
印 刷 製 本　三報社印刷株式会社
　　　　　Ⓒ Kotaro Ichikawa 2011

本書の内容の無断複写・複製・転載は，著作権・出版権の侵害となることがありますのでご注意ください．

JCOPY　＜(社)出版者著作権管理機構 委託出版物＞

本書の無断複写は著作権法上での例外を除き禁じられています．複写される場合は，そのつど事前に，(社)出版者著作権管理機構(電話 03-3513-6969，FAX 03-3513-6979, e-mail: info@jcopy.or.jp)の許諾を得てください．

- 頻度の多い疾患を第一に考慮するが必ず
  相違点の有無を整理・列挙する必要がある

  - 整理した疑問点が解決できない場合は
    必ず**セカンド・オピニオン**を求めるべきである

- **診療時間終了間際**などは
  よりていねいに診療する心がけが必要で，
  天狗になってはいけない

  - すべての症状が
    病態生理に合うことを
    確認して診断すべきである

- 解決できない**症状を放置**することは
  見落としと同様であり，
  必ず**根拠ある解決**をすべきである

  - 初期救急医療で迷った場合には
    必ず**時間をかけて観察**すべきで，
    点滴などで時間作りをすべき

  - **意識障害のあるけいれん**，
    または意識障害が先に出現したけいれんは
    熱性けいれんではない

- けいれんでは**子どもにも脳出血**
  があることを忘れてはならない

  - **検査の限界**を知っておく必要があり，
    検査の正常を診断根拠に優先してはならない